reinhardt

WEGE DER PSYCHOTHERAPIE

Gordon Emmerson

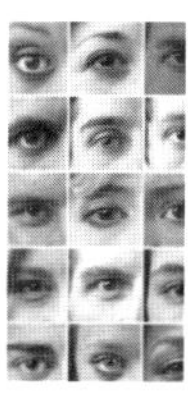

Ego-State-Therapie

Aus dem Englischen von Rita Kloosterziel

Ernst Reinhardt Verlag München Basel

Gordon Emmerson, PhD, ist Klinischer Psychologe und lehrt an der Victoria University in Melbourne, Australien. Er führt Workshops in vielen Ländern (Australien, Südafrika, Deutschland, Großbritannien, U.S.A.) zur Ego-State-Therapie durch.

Widmung
Ich möchte Dr. John und Helen Watkins (2002) für ihre Gastfreundschaft, Belesenheit und Weisheit danken, die mir während meines Sabbataufenthaltes in Missoula zuteil wurden, als ich an diesem Buch arbeitete; meinen beiden kleinen Söhnen Daniel und Dylan für ihre Liebe und ihr Verständnis; und zwei guten und lieben Freunden, Dan Ramsey und Delwyn Goodrick für das Lesen des Manuskripts und ihre Ermutigung. Außerdem möchte ich Lyn Macintosh dafür danken, dass sie sich so entschlossen für diesen Text eingesetzt hat.

Titel der Originalausgabe:
„Ego State Therapy", veröffentlicht von Crown House Publishing Limited

Bibliografische Information der Deutschen Nationalbibliothek

Die Deutsche Nationalbibliothek verzeichnet diese Publikation in der Deutschen Nationalbibliografie; detaillierte bibliografische Daten sind im Internet über <http://dnb.d-nb.de> abrufbar.

ISBN 978-3-497-02471-1

Printed in Germany
Reihenkonzeption Umschlag: Oliver Linke, Hohenschäftlarn
Covermotiv: © olly / Fotolia.com
Satz: FELSBERG Satz & Layout, Göttingen

Ernst Reinhardt Verlag, Kemnatenstr. 46, D-80639 München
Net: www.reinhardt-verlag.de E-Mail: info@reinhardt-verlag.de

Inhalt

Einleitung 9

Ein erster Blick auf die Ego-State-Therapie 9
Ziele der Ego-State-Therapie 10
Vorteile 10

1

Was sind Ego-States und woher wissen wir, dass es sie gibt? 12

1.1 Ego States 12

1.1.1 Das Wesen der Ego-States 13 ▪ 1.1.2 Entstehung und Beständigkeit der Ego-States 14

1.2 Introjekte 21

1.2.1 Das Wesen eines Introjekts 22

1.3 Die Innere Stärke 23

1.3.1 Das Wesen der Inneren Stärke 23

1.4 Ego-States und Physiologie 24
1.5 Ego-States und Psychologie 25
1.6 Die Anfänge 25
1.7 Verwandte Therapieansätze 27

1.7.1 Psychoanalyse 27 ▪ 1.7.2 Gestalttherapie 28 ▪ 1.7.3 Transaktionsanalyse 29 ▪ 1.7.4 Andere Therapieformen 30

2 Zugangsmöglichkeiten zu Ego-States im Rahmen einer Therapie 31

2.1 Zugang ohne Hypnose 33

2.1.1 Der leere Stuhl 33 ■ 2.1.2 Gesprächsmethode 36

2.2 Zugang mit Hypnose 41

2.2.1 Hypnose 42 ■ 2.2.2 Allgemeine Hinweise für Gespräche mit Ego-States 42 ■ 2.2.3 Die dichotome Zugangsmethode zu Ego-States 60 ■ 2.2.4 Zugang zu gesprächsunwilligen Ego-States 63

3 Einsatz von Ego-States in der Therapie 68

3.1 Traumaverarbeitung 69

3.1.1 Abreaktionen 69 ■ 3.1.2 Neurotische Reaktionen 70 ■ 3.1.3 Das Trauma finden 71 ■ 3.1.4 Mittel der Traumaverarbeitung 74 ■ 3.1.5 Wann ist die Verarbeitung abgeschlossen? 89

3.2 Die Kommunikation der Ego-States verbessern 90

3.2.1 Mit Ego-States verhandeln 91 ■ 3.2.2 Neue Rollen für Ego-States 94 ■ 3.2.3 Arbeit mit schwierigen und böswilligen Ego-States 94 ■ 3.2.4 Wann ist die Kommunikation der Ego-States ausreichend? 100

3.3 Sich der eigenen Ego-States bewusst werden 100

3.3.1 Eine Landkarte der Ego-States erstellen 100 ■ 3.3.2 Warum man seine Ego-States kennen sollte 103 ■ 3.3.3 Persönliche Entwicklung durch die Ego-State-Therapie 103 ■ 3.3.4 Wie viele States sollte man kennen? 105

4 Anwendung der Ego-State-Therapie 107

4.1 Paarberatung 107

4.1.1 Die Beziehung auf eine höhere Ebene bringen: Die verbesserte Beziehung 113

4.2 Depressionen und Wut reduzieren 115

4.2.1 Depression 115 ■ 4.2.2 Wut 116

4.3 Panikattacken 117

4.3.1 Ungelöstes Trauma als Ursache 117 ■ 4.3.2 Reste passiven Verhaltens als Ursache 125

4.4 Ego-State-Therapie und Suchtbehandlung 128

4.4.1 Drogensucht 128 ■ 4.4.2 Raucherentwöhnung und Gewichtsreduktion 134

4.5 Multiple Persönlichkeit (Dissoziative Identitätsstörung) 141

4.6 Posttraumatische Belastungsstörung (PTBS) 144

5

Die Ego-State-Sitzungen 145

5.1 Bestandteile einer Ego-State-Therapie-Sitzung 146

5.1.1 Sitzung: Trauma auflösen 147 ■ 5.1.2 Sitzung: Interne Kommunikation verbessern 154 ■ 5.1.3 Sitzung: Ich-Bewusstsein und Wissen um die eigenen Stärken fördern 159

6

Abschließende Gedanken 167

6.1 Warum Ego-State-Therapie? 167

6.2 Theoretische Implikationen der Ego-State-Theorie 169

6.2.1 Blockierte und falsche Erinnerungen 170 ■ 6.2.2 Natur oder Erfahrung? 172

6.3 Schlussbemerkung 174

Glossar 176

Literatur 180

Sachregister 183

Einleitung

Ein erster Blick auf die Ego-State-Therapie

Was ist das Ego? Es ist die Bewusstheit des „Ich" in unserem Innern. Es ist das „Ich", das manchmal konzentriert arbeitet, manchmal verspielt ist und lacht, manchmal Schmerzen empfindet und manchmal unlogisch fühlt und reagiert. Jeder von uns erlebt sein Ego durch seine ureigensten Ego-States, die aus unseren Erfahrungen entstehen.

Denken Sie darüber nach, wie Sie sich fühlen, jetzt, in diesem Moment, und zeigen Sie mit dem Finger auf sich. Es ist Ihr Ego, über das Sie nachdenken und auf das Sie mit dem Finger zeigen, Ihr Selbst-Sein, Ihr „Ich-Anteil". Sie haben mehr als nur einen einzigen „Ich-Anteil" oder „Ego-State". Sie bestehen aus einer Familie von Ego-States. Vielleicht fühlen Sie sich in Ihren Einstellungen, Ihrer Denkweise und Ihren Emotionen bisweilen wie ein anderer Mensch. In Wirklichkeit sind Sie jedoch eine einzige Person, die sich aus einer Reihe unterschiedlicher „Ego-States" zusammensetzt. Jeder dieser Anteile hat sein eigenes Empfinden der Macht oder Schwäche, seine eigene Emotion und Logik oder trägt andere persönliche Züge. Wenn Sie an einem anderen Tag oder zu einer anderen Zeit mit dem Finger auf sich zeigen, zeigen Sie vermutlich auf einen anderen Ego-State. Dieser andere Ego-State kann wütend, vernünftig, fröhlich oder ängstlich sein. Er ist vielleicht gesprächig oder auch nachdenklich. Wenn wir sagen: „Ein Teil von mir möchte …", dann sprechen wir von einem Ego-State. Wenn wir sagen: „In diesem Punkt bin ich mit mir im Reinen", dann drücken wir aus, dass unsere Ego-States miteinander übereinstimmen und keine Konflikte untereinander austragen. Unsere unterschiedlichen Ego-States sind Bestandteil eines erfüllten, fruchtbaren und lebensfrohen Daseins.

Da uns eine große Bandbreite an Ego-States zur Verfügung steht, ist es uns jederzeit möglich, uns für den einen oder anderen zu entscheiden. So können wir lernen, von einem Ego-State, der sich anfühlt, als habe er die Kontrolle verloren, zu einem anderen Ego-State zu wechseln, der ein Gefühl der Kompetenz vermittelt. Wir haben auch schmerzvolle Ego-States und daher können wir genau den Anteilen nachspüren, an denen gearbeitet werden muss. Die Arbeit an Ego-States kann dazu beitragen, die Lebensqualität auf der psychologischen und der physischen Ebene zu erhöhen.

Dieses Buch will dabei helfen, diese Ego-States zu verstehen, sie erkennen zu lernen und sie im Rahmen einer Therapie nutzbar zu machen. Ein Therapeut, der weiß, wie er unmittelbar mit dem hilfsbedürftigen Ego-State arbeiten kann, ist in der Lage, die kürzeste Verbindung zwischen Ziel und Lösung herzustellen.

Ziele der Ego-State-Therapie

Die Ziele der Therapie sind:

1. Ego-States lokalisieren, die in Schmerz, Trauma, Groll oder Enttäuschung verharren, und stattdessen Ausdrucksfähigkeit, Erleichterung, Wohlbefinden und Selbstkompetenz fördern.
2. Eine funktionale Kommunikation der Ego-States untereinander fördern (die Aussage „Ich hasse mich selbst, wenn ich so bin" deutet auf einen Mangel an echter Kommunikation zwischen zwei Ego-States hin).
3. Einem Klienten helfen, seine Ego-States kennenzulernen, damit diese Anteile besser zu seinem Wohle eingesetzt werden können (und den Klienten z. B. in die Lage versetzen, zum einen offen für emotionale Erfahrungen zu sein und zum anderen in schwierigen Situationen bestimmt aufzutreten).

Vorteile

Das Wissen um Ego-States und die Möglichkeiten ihres Einsatzes ist in zweierlei Hinsicht nutzbringend: Es fördert das Verständnis der Persönlichkeit und zeigt einen Weg zu rascher und nachhaltiger Veränderung auf.

Die Persönlichkeitstheorie der Ego-State-Therapie erlaubt dem Therapeuten und dem Klienten einen klareren Blick auf die Bestandteile der Persönlichkeit und auf den Ursprung der meisten psychischen Probleme. Sie entmystifiziert das „große unbekannte Unbewusste" und verdeutlicht, dass es sich dabei um zugängliche Ego-States handelt. Sie beleuchtet nicht nur das Entstehen der Struktur unserer Ego-States, sondern auch die Tatsache, dass Ego-States veränderbar sein müssen, um selbstkompetent zu werden und Angst loszulassen.

Woher kommen psychische Probleme? Warum reagieren Klienten so, wie sie es tun? Auf der Suche nach Antworten verlegen sich sowohl Klienten als auch Therapeuten oft genug aufs Raten. Die Ego-State-Therapie bietet einen Prozess an, der das problematische Symptom mit dem kausalen Stimulus verknüpfen hilft, ohne dass Therapeut oder Klient raten oder deuten müssen. Sie fördert Selbstkompetenz just an der Stelle, an der sie gebraucht wird, sodass ungelöste Ego-States nicht länger mit unerwünschten Symptomen aufwarten. Klienten erlangen ein Verständnis ihrer Ego-States, das sie ihr Leben erfüllter leben lässt und sie in die Lage versetzt, durchsetzungsstark, verwundbar, wütend, vernünftig und fürsorglich zu sein, zu Zeiten, die sie selbst bestimmen. Innere Zerrissenheit, bei der zwei Teile eines Menschen keine Übereinstimmung finden können, lässt sich in kooperative und respektvolle Akzeptanz der verschiedenen Anteile und ihrer Rollen umwandeln. Durch die Auflösung von Traumata und die verbesserte interne Kommunikation der Ego-States untereinander, die die Ego-State-Therapie bewirkt, verbessert sich oft auch die physische Gesundheit der Klienten. Zu den Vorzügen der Ego-State-Therapie zählen also ein Zuwachs an psychischer und physischer Gesundheit, ein klareres Selbst-Verständnis und ein vielfältigeres Erleben.

Im ersten Kapitel dieses Buches finden Sie eine Definition der Ego-States und der Ego-State-Therapie. Es beschreibt die Ego-States, zeigt Verbindungen zu anderen therapeutischen Ausrichtungen auf und geht auf die Geschichte der Ego-State-Therapie ein. Unterschiedliche Zugangsmöglichkeiten zu Ego-States werden in Kapitel 2 aufgeführt und erklärt. Dabei werden sowohl hypnotische Verfahren berücksichtigt als auch solche, die ohne Hypnose arbeiten. Kapitel 3 beschäftigt sich mit Anwendungsmethoden der Ego-State-Therapie und in Kapitel 4 geht es um ihre spezifischen Einsatzmöglichkeiten. Einen Überblick über typische Ego-State-Therapie-Sitzungen finden Sie in Kapitel 5, während die theoretischen Implikationen der Ego-State-Therapie in Kapitel 6 umrissen werden.

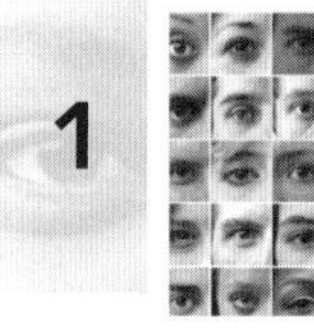

1 Was sind Ego-States und woher wissen wir, dass es sie gibt?

Die Ego-State-Therapie fußt auf der Überzeugung, dass die Persönlichkeit kein homogenes Ganzes ist, sondern sich aus einzelnen Anteilen zusammensetzt. Diese Anteile (die jeder hat) nennt man Ego-States. Einen Ego-State, der bewusst und nach außen erkennbar agiert, bezeichnet man als einen ausführenden oder exekutiven Anteil. Von den Ego-States, die nicht in der Exekutive sind, nehmen manche bewusst wahr, was geschieht, während bei anderen keine bewusste Wahrnehmung zu verzeichnen ist. Bei jemandem, der Wut verspürt und sie zum Ausdruck bringt, ist der ausführende Ego-State ein Anteil, bei dem Wut einen Teil seiner Rolle darstellt. Der Wütende sagt vielleicht Dinge wie: „Ich bin wirklich sauer auf dich", oder: „Du bist nicht mein Freund". Der wütende Mensch bekennt sich zu dem Gefühl, er spricht von „ich" und ist überzeugt, dass er etwas Wahres sagt. Er hat das Gefühl: „Das bin ich, und das ist es, was ich fühle". Tatsächlich ist es so, dass einer der Ego-States des Menschen Gefühle zum Ausdruck bringt. Andere Ego-States (oder Anteile) des Menschen teilen dieses Gefühl möglicherweise nicht. Eine Stunde später ist vielleicht ein anderer Ego-State der ausführende, und der Mensch denkt und fühlt ganz anders. Dann sagt er möglicherweise Sätze wie: „Ich weiß nicht, warum ich diese Dinge gesagt habe. Deine Freundschaft ist mir wirklich wichtig". Nun ruht das Gefühl des „Ich" in einem anderen Ego-State, ein anderer Ego-State hat die Führung übernommen.

1.1 Ego States

Ein Ego-State gehört zu einer Gruppe von ähnlichen Ego-States, von denen jeder eine bestimmte Rolle, Stimmung und mentale Funktion innehat und eine Ich-Identität annimmt, wenn er bewusst agiert. Ego-States sind ein normaler Teil einer gesunden Psyche und sollten nicht mit Persönlichkeitszuständen verwechselt werden (multiple Persönlichkeiten bei dissoziativer Identitätsstörung, siehe Abschnitt 1.1.2, h). Ego-States sind ursprünglich Abwehr- und Bewältigungsmechanismen. Durch wiederholten

Gebrauch entwickeln sie sich zu eigenständigen Teilen der Persönlichkeit, die im aktivierten Zustand exekutiv (bewusst und nach außen erkennbar aktiv) werden. Auch ein einziges traumatisches Ereignis kann zur Traumatisierung eines Ego-States führen. So kann ein Ego-State durch einen Verkehrsunfall, eine Vergewaltigung oder sogar durch den ersten Tag im Kindergarten traumatisiert werden. In unserem Unbewussten ruhen die Ego-States, die nicht exekutiv sind. Manche Ego-States sind viele Jahre lang nicht exekutiv. Sie behalten ihr eigenes Gedächtnis bei und kommunizieren mehr oder weniger intensiv mit anderen Ego-States.

Stellen Sie sich vor, ein Vater oder eine Mutter schimpfen ein vierjähriges Kind aus. Möglicherweise stellt das Kind fest, dass es die Situation bewältigen kann, indem es sich in sich zurückzieht, still wird und schweigt. Aus der „Innerer Rückzug"-Strategie entwickelt sich ein Ego-State, wenn das Rückzugsverhalten auch in anderen Situationen für das Kind funktioniert. Im Laufe seines Lebens wird der „Innerer Rückzug"-Ego-State möglicherweise immer dann auftauchen, wenn der Mensch „Probleme mit einer Autoritätsperson" hat. Dabei empfindet er das, was er damals empfunden hat, als er vier Jahre alt war und von Mutter oder Vater ausgeschimpft wurde. Als Erwachsener wird er in denselben Ego-State versetzt, wenn eine Autoritätsperson ihn zurechtweist oder etwas beanstandet. Zu Therapiezwecken ist es wichtig, unmittelbar mit dem verstörten Ego-State zu sprechen, um eine Veränderung einleiten zu können.

1.1.1 Das Wesen der Ego-States

- Ein Ego-State lässt sich nicht auslöschen, kann aber verändert werden (siehe Abschnitt 1.1.2, d).
- Ein Ego-State kann normalerweise angeben, wie alt er sich fühlt. Für gewöhnlich wird er angeben, dass er jünger als der Klient sei. Es gibt jedoch auch Ego-States, die behaupten, sich älter zu fühlen.
- Ego-States können beschließen, sich zu verstecken oder inaktiv zu werden, und sie können sich verändern. Nach einer Veränderung möchten sie möglicherweise einen neuen Namen haben (aus „Ängstlich" könnte „Hilfreich" werden).

Ego-States geben auf Nachfrage an, dass sie ein Teil „ihres" Menschen sind.

- Ego-States haben eine eigene Identität. Wenn ein Ego-State die Führung übernimmt (bewusst ist), spricht er in der ersten Person. Weitere Ego-States bezeichnet er als „andere".

- Ego-States haben Gefühle und mögen es nicht, wenn man sich abschätzig über sie äußert, sei es im direkten Kontakt oder im Gespräch mit anderen Ego-States. In diesem Fall kann es passieren, dass sie sich weigern zu sprechen oder anderweitig zu kooperieren.
- Wir alle haben Ego-States. Wie stark sie voneinander abgegrenzt sind, ist jedoch von Mensch zu Mensch unterschiedlich.

1.1.2 Entstehung und Beständigkeit der Ego-States

Wir alle haben Ego-States und unsere Ego-States sind einzigartig. Die Landkarte unserer Ego-States ist die Landkarte unserer Persönlichkeit. In diesem Abschnitt geht es um die folgenden Fragen:

a. Wie viele Ego-States haben wir?
b. Woher kommen Ego-States?
c. Was sind Oberflächen-Ego-States und Tiefen-Ego-States?
d. Wie lange bleiben uns Ego-States erhalten und kann man einen Ego-State wieder loswerden?
e. Gibt es ein Alter, in dem keine neuen Ego-States entstehen?
f. Wie ist die Kommunikation der Ego-States untereinander beschaffen?
g. Worin besteht der Unterschied zwischen Ego-States und multiplen Persönlichkeiten?

Wie viele Ego-States haben wir?

Im Durchschnitt hat jeder Mensch zwischen fünf und fünfzehn Ego-States, die im Verlauf einer normalen Woche zum Einsatz kommen. Diese Anteile befinden sich nahe an der Oberfläche der Persönlichkeit und kommunizieren meist gut miteinander. Wenn wir von einem zum anderen wechseln, erinnern wir uns für gewöhnlich an das, was im vorangegangenen State passiert ist und was wir getan haben, auch wenn diese Erinnerung nicht vollständig ist. Wenn wir vom Fernseher aufstehen und in die Küche gehen, um etwas aus dem Kühlschrank zu holen, wechseln wir oft vom entspannten Zuschauer-Ego-State in den funktionaleren Erledigungs-Ego-State. Wir erinnern uns, woher wir kommen (aus dem Wohnzimmer) und was wir dort gemacht haben (fernsehen), aber manchmal wissen wir nicht, weshalb wir in die Küche gegangen sind. Wenn wir in einem aufgeregten Ego-State in einer Prüfung sitzen, erinnern wir uns vielleicht nicht so gut an die Dinge, die wir in einem entspannten Ego-State gelernt haben.

Wenn es uns jedoch gelingt, in den Ego-State zu wechseln, in dem wir gelernt haben, ist unser Erinnerungsvermögen viel besser.

Neben den Ego-States, die wir im Alltag verwenden, haben wir zahlreiche weitere, die wir in der Vergangenheit benutzt haben oder auf die wir nur selten zurückgreifen. Wenn wir eine Straße entlanggehen und einen Geruch wahrnehmen, den wir seit unserer Kindheit nicht mehr gerochen haben, kann es sein, dass Kindheitserinnerungen über uns hereinbrechen. Durch die „Geruchserinnerung“ wird ein Ego-State aus der Kindheit, dem dieser Geruch vertraut ist, in die exekutive Position katapultiert. Die genaue Anzahl der Ego-States eines Menschen lässt sich nicht ermitteln, da sich einige Ego-States selten in der ausführenden Position befinden. In einem späteren Kapitel werden wir allerdings erläutern, wie man eine Landkarte der Ego-States erstellt. Dabei werden viele unserer Ego-States benannt, ihre Rolle und Kommunikationswege untereinander und ihr Verhältnis zueinander beschrieben.

Woher kommen Ego-States?

Wenn ein Mensch mit einer frustrierenden oder traumatischen Situation konfrontiert wird und keinen Ego-State hat, der darauf reagieren könnte, entsteht ein neuer Ego-State. Die meisten Ego-States nehmen ihren Anfang in der Kindheit. In dieser Lebensphase wird das Repertoire an Ego-States stetig erweitert, in der Jugendzeit verlangsamt sich der Zuwachs und im Erwachsenenalter kommen nur noch wenige neue Ego-States hinzu.

Lisa hatte einen Ego-State, der „Innerer Rückzug“ hieß. Als Lisa klein war, wurde einer ihrer Eltern oft sehr wütend und schrie sie an. Sie stellte fest, dass das Anschreien aufhörte, wenn sie ganz still wurde und sich kleinmachte. Daraus wurde eine Bewältigungsstrategie, die sie immer wieder anwandte. Da dieser innere Rückzug für sie funktionierte, wurde er zu einem Teil ihrer Persönlichkeit. Ihr Innerer-Rückzug-Ego-State hat gelernt, die Führung zu übernehmen, wann immer sie etwas als „Kritik durch eine Autoritätsperson“ empfindet. Im Laufe ihres weiteren Lebens übernimmt ihr Innerer-Rückzug-Ego-State bei solcher Kritik die Führung. Freud bezeichnet dieses Verhalten als situative Neurose. Es handelt sich dabei um eine unangemessene, durch ein frühes Trauma ausgelöste Reaktion auf eine Lebenssituation. Näheres über die Verarbeitung von frühen Traumata mit dem Ziel, den Menschen von damit verbundenen Neurosen zu befreien, finden Sie in Abschnitt 3.1.2.

Ein weiteres Beispiel für Ego-States, die funktionierenden Bewältigungsstrategien entspringen, ist das eines Jungen, Hank, der das Gefühl hat, nicht genügend Aufmerksamkeit von anderen zu bekommen. Er erzählt einen Witz und stellt fest, dass dies ihm die Aufmerksamkeit beschert, die er braucht. Er erzählt weitere Witze und sagt allerlei Lustiges und bekommt noch mehr positive Aufmerksamkeit. Ein „Komiker"-Ego-State entsteht. Später bemüht er seinen komödiantischen Ego-State immer dann, wenn er einen Mangel an Aufmerksamkeit empfindet. Für ihn könnte dies ein positiver Ego-State sein. Viele unserer Ego-States sind positiv und nützlich. Wir haben States, die es uns ermöglichen, Liebe zu empfinden oder eine Sportart oder auch eine bestimmte Speise wirklich zu genießen. Raucher haben Ego-States, die gerne rauchen, und Ego-States, die nicht rauchen wollen. Dies ist ein Beispiel für zwei Ego-States, die unterschiedliche Dinge wollen.

Ein einziges Trauma wie eine Vergewaltigung, ein schlimmer Unfall oder ein Kriegstrauma kann einen Ego-State verändern. Eine Wiederholung des Traumas führt zu einer Rückkehr des Ego-States, und wahrscheinlich wird er auch bei anderen Gelegenheiten zurückkehren, wenn ähnliche „Erinnerungsereignisse" auftreten. Sexuelle Beziehungen können bisweilen einen Ego-State exekutiv werden lassen, der einen sexuellen Übergriff erlebt hat. Das Geräusch von Gewehrschüssen kann einen Ego-State exekutiv werden lassen, der ein Kriegstrauma erlebt hat. Durch die Ego-State-Therapie können traumatisierte Ego-States in die Exekutive versetzt werden und Selbstkompetenz erlangen, sodass negative Einmischungen in das Leben des Menschen nicht mehr nötig sind.

Die Entstehung von Ego-States lässt sich vielleicht am besten mithilfe einer Metapher beschreiben. Stellen Sie sich das Gehirn eines Kindes als feine, fruchtbare, lockere Erde auf einem sanften Abhang vor. Eine ganze Reihe leichter Regenfälle oder ein paar wenige heftige Regengüsse hinterlassen bleibende Spuren in dem leichten Boden. Auf dem mit Gräben durchzogenen Abhang wird naturgemäß alles Wasser in den Kanal geleitet, der in der Nähe liegt. Wenn ein kleines Kind wiederholt auf einen funktionierenden Bewältigungsmechanismus zurückgreift, bildet sich im Gehirn ein neuronaler Pfad, und Ereignisse, die an diesen Bewältigungsmechanismus erinnern, werden über diesen Pfad zu dem entsprechenden Ego-State gelenkt. Ein Trauma ist vergleichbar mit einem kräftigen Regenguss, der den Verlauf eines Kanals mit einem Schlag verändern kann. Alles, was an dieses Trauma erinnert, bringt den entsprechenden Ego-State ins Bewusstsein (die Exekutive).

Was sind Oberflächen-Ego-States und Tiefen-Ego-States?

Man kann zwischen zwei Arten von Ego-States unterscheiden, nämlich zwischen Oberflächen-Ego-States und Tiefen-Ego-States. Unter Oberflächen-Ego-States versteht man jene Anteile, die im normalen „Betrieb" am häufigsten exekutiv sind. Das bedeutet, dass sich ein Oberflächen-Ego-State (z.B. einer, der sich kognitiv und abwägend verhält) an Ereignisse erinnert, die während der Exekutivphase eines anderen Oberflächen-Ego-States (z.B. einer, der sich gefühlsbetonter verhält) eingetreten sind. Zwischen diesen beiden Ego-States herrscht ein guter Austausch von Erinnerungen. Bei alltäglichen Abläufen sind die Oberflächen-Ego-States aktiv.

Bei Tiefen-Ego-States gibt es große Unterschiede, was ihre Nähe zur Oberfläche angeht. Manche dieser Anteile werden sehr selten exekutiv. Andere haben kaum Kontakt zu Oberflächen-Ego-States. Außerhalb einer Therapie übernehmen diese Anteile nur gelegentlich die Führung. Der Anblick einer Tapete, wie die in einem längst vergessenen Kinderzimmer, kann dazu führen, dass man einen Tiefen-Ego-State erlebt, der Gefühle und Erinnerungen aus der Kindheit mitbringt. Manche dieser Erinnerungen sind den Oberflächen-Ego-States möglicherweise bislang unbekannt. Von der klinischen Warte aus gesehen ist es schwierig, ohne Hypnose einen Zugang zu Tiefen-Ego-States zu bekommen. Die meisten Tiefen-Ego-States beinhalten positive und erfreuliche Erinnerungen, allerdings verharren auch ungelöste Traumata normalerweise in Tiefen-Ego-States.

Wie lange bleiben uns Ego-States erhalten und kann man einen Ego-State wieder loswerden?

Können wir Ego-States auch wieder loswerden? Wenn wir einen Ego-State bilden, haben wir ihn dann für den Rest unseres Lebens? In diesem Punkt gehen die Meinungen auseinander. Watkins (2000) ist der Ansicht, dass Ego-States verschwinden können. Wir können vermutlich davon ausgehen, dass uns die meisten Ego-States unser ganzes Leben lang erhalten bleiben. Wenn man unter Hypnose unmittelbar Kontakt mit Ego-States aufnimmt und mit ihnen spricht, drängen sie auf ihren Fortbestand und fürchten oft, dass der Therapeut versuchen könnte, sie loszuwerden. Sie glauben, dass sie eine nützliche Rolle ausfüllen, und manchmal denken sie sogar, dass der Mensch stirbt, wenn es sie nicht mehr gibt. Wenn ein Klient einen Ego-State hat, der eine neurotische Reaktion verursacht, kann man ihm am besten dadurch helfen, dass man den Ego-State dabei unterstützt, seine Rolle zu ändern, statt zu versuchen, sich des Ego-States zu entledigen. Mit welchen Techniken ein Therapeut einem Klienten behilflich sein kann, die Reaktionen von Ego-States zu verändern, wird in Kapitel 3 erläutert.

Bisweilen sagt ein Ego-State: „Es wäre besser, wenn ich verschwände", und dann hat es den Anschein, als würde der Ego-State weggehen. Wahrscheinlich wird er jedoch nur inaktiv. Da man manche Ego-States schwer zu fassen bekommt und manche nur ungerne sprechen, lässt sich schwer feststellen, ob ein Ego-State tatsächlich nicht mehr da ist.

Ego-States geben auch an, sie würden mit anderen Ego-States verschmelzen. Man muss nicht unbedingt wissen, ob ein Ego-State verschwinden oder sich mit anderen Anteilen zusammenschließen kann. Schließlich ist das Ziel der Ego-State-Therapie, die Ziele des Klienten zu erreichen, nicht die Neigungen von Ego-States zu definieren. Es kann vorkommen, dass verwandte Ego-States berichten, ein Anteil sei fortgegangen oder habe sich mit anderen vermischt. Man mag dies als Hinweis darauf werten, dass Ego-States sich verabschieden oder mit anderen zusammentun können, doch ist damit kein endgültiger Beweis erbracht. Oft sind sich Ego-States der Existenz anderer Ego-States nicht bewusst.

Grundsätzlich betrachte ich einen Ego-State als einen neuronalen Pfad, der sich durch intensiven Gebrauch gebildet hat. Der Zugang zu diesem Pfad führt über andere Ego-States (Pfade), und zwar mithilfe von Kommunikationswegen oder Verbindungen, die geknüpft, verändert oder gekappt werden können. Bei diesem Verständnis von Ego-States ergäbe es keinen Sinn, wenn sich der neuronale Pfad auslöschen ließe, es ist jedoch vorstellbar, dass der Pfad von den Kommunikationswegen abgetrennt wird. Es ist nichts Ungewöhnliches, wenn ein Ego-State den meisten anderen Ego-States nicht bekannt ist.

Gibt es ein Alter, in dem keine neuen Ego-States entstehen?

Der größte Teil unserer Ego-States entsteht in der frühen Kindheit. Im Jugendalter kommen weniger Ego-States hinzu, ihre Bildung ist jedoch immer noch durchaus normal. Zwischen dem achtzehnten und zwanzigsten Lebensjahr haben wir so viele Ego-States angesammelt, dass sie sich auf fast alle Lebenssituationen anwenden lassen. Danach wechseln wir zwischen den Ego-States hin und her, die mit der größten Energie besetzt sind und so jederzeit die Führung übernehmen können. Auch in dieser Lebensphase entwickeln sich Ego-States weiter, selbst wenn sie bereits in der Kindheit entstanden sind. So kann zu Beginn der Schulzeit oder sogar schon vor dem Schuleintritt ein „Lern"-Ego-State entstehen, der sich nicht nur im Laufe der Schuljahre, sondern auch noch im Erwachsenenalter verändert, seine Methoden verfeinert und seine Funktion immer besser erfüllt. Bei einem Kind, das sich oft allein in einem langweiligen Zimmer wiederfindet, zeigt sich möglicherweise bereits in der frühen Kindheit ein „Grübler"-Ego-State, der später im Leben über die Beschaffenheit des Universums nachdenkt.

Ego-States können grundsätzlich in jeder Lebensphase entstehen. Im Erwachsenenalter kommt es seltener vor und manch ein Erwachsener fügt seiner Sammlung an Ego-States überhaupt keine neuen hinzu. Da sie sich meist dann herausbilden, wenn das Spektrum der bereits existierenden Ego-States keinen für die aktuelle Situation passenden anbietet, entwickeln Erwachsene sie nur, wenn sie in ungewohnte Richtungen wachsen müssen. So könnte bei John (nach traditionellem Männerbild erzogen) ein nährender Ego-State aufkommen, wenn er plötzlich als alleinerziehender Vater dasteht, während sich bei Martha (nach traditionellem Frauenbild erzogen) im Laufe einer militärischen Grundausbildung ein handfester und rauer Ego-State entwickelt.

Wie ist die Kommunikation der Ego-States untereinander beschaffen?

Man kann sich Ego-States als Persönlichkeiten im Kleinformat vorstellen. Dabei handelt es sich zwar nicht um komplexe Persönlichkeiten, dennoch hat jede ihre besonderen Charakterzüge. Ego-States, die häufig die Führung übernehmen, kommunizieren gut miteinander. Ego-States, die nur selten exekutiv sind, haben eine schwache oder gar keine Verbindung zu den Oberflächen-Ego-States. Die Aussage, dass sich jemand an eine ganze Reihe von Jahren in seiner Kindheit kaum oder überhaupt nicht erinnert, ist nichts Ungewöhnliches. Bisweilen kommt in diesem Zusammenhang die Befürchtung auf, dass die Erinnerung als Schutz vor traumatischen Erlebnissen blockiert wird, ich habe jedoch festgestellt, dass die Erinnerung an diese Jahre fehlt, weil das Leben in jener Zeit ziemlich gleichmäßig und ohne große Ereignisse oder Einschnitte verlaufen ist. Mithilfe der Ego-State-Therapie und unter Einsatz von Hypnose kann man versuchen, Zugang zu einem Ego-State der vergessenen Jahre zu bekommen, ihn einem Ego-State vorzustellen, der sich näher an der Oberfläche befindet, und beide anzuweisen, den Kontakt aufrechtzuerhalten. Wenn diese Verbindung gefestigt ist, haben die Oberflächen-Ego-States künftig Zugriff auf die Kindheitserinnerungen.

Bisweilen kommunizieren die Ego-States gruppenweise. Der zwangsgestörte Ego-State einer ehemaligen Klientin kommunizierte gut mit einigen verbündeten Ego-States, zu den meisten anderen bestand jedoch gar keine Verbindung. Ein furchtsamer Ego-State, der seinen Ursprung in der Kindheit hatte, forderte den „Kontroll"-Ego-State auf, mit seiner Beharrlichkeit für eine Sicherheit zu sorgen, die Ängsten und Zweifeln keinen Platz ließ. Der Kontroll-Ego-State, der ständig Türschlösser und Wasserhähne überprüfte, wurde von anderen Ego-States „gehasst": Sie wollten einfach leben, zur Arbeit gehen und schlafen. Der Klientin fiel es schwer, ihre Arbeit so zu machen, wie man es von ihr erwartete, weil sie sehr viel Zeit darauf verwandte, immer wieder alles zu kontrollieren. Sie konnte das Haus erst verlassen, wenn sie damit fertig war. Auch an ihrem Arbeitsplatz verspürte sie diesen Zwang. Einige ihrer Ego-States sagten: „Ich hasse mich selbst, die ganze Zeit muss ich alles kontrollieren. Dabei will ich einfach nur mein Leben leben." Sie gaben an, den kontrollierenden Ego-State zu hassen. Obwohl sie einander wahrnahmen, gab es keine direkte Kommunikation zwischen diesen hasserfüllten Ego-States und dem Kontroll-Ego-State. Letzterer hatte eine gute Verbindung zu einigen ängstlichen Ego-States, die wollten, dass er das Ruder übernahm, damit sie sich vor dem Trauma flüchten konnten, in dem sie verharrten. Wenn der kontrollierende Ego-State bei der Klientin aktiv war, war es, als befände sie sich in einem Trancezustand, um dem Schmerz aus dem Weg zu gehen, den diese ängstlichen Ego-States beinhalteten. Sobald belastende Gefühle auftraten, erging die Aufforderung an den Kontroll-Ego-State zu übernehmen. Die ängstlichen Ego-States und der kontrollierende Ego-State stellten eine Gruppe von Anteilen dar, die untereinander kommunizierte. Gleichzeitig hatte die Klientin andere Ego-States, die andere, untereinander gut kommunizierende Gruppen bildeten.

Worin besteht der Unterschied zwischen Ego-States und multiplen Persönlichkeiten?

Viele Leute denken zunächst an multiple Persönlichkeiten, wenn sie der Ego-State-Therapie zum ersten Mal begegnen. Allerdings gibt es wesentliche Unterschiede zwischen der dissoziativen Persönlichkeitsstörung oder multiplen Persönlichkeitsstörung und den Ego-States (Watkins/Watkins 1988, 1986). Wir alle haben Ego-States. Multiple Persönlichkeiten sind etwas ganz anderes. Sie entstehen in einer geringen Anzahl von Fällen, in denen ein kleines Kind über einen langen Zeitraum extreme Formen von Missbrauch erlebt. Bei chronischem Missbrauch kann es vorkommen, dass ein unbewusster Bewältigungsmechanismus greift: Die Kommunikation zwischen den Ego-States bricht zusammen, sodass das Kind den nächsten Tag ohne Erinnerung an den Missbrauch in der Nacht zuvor erleben kann. Manche Kinder entwickeln die Fähigkeit, sich nicht an das zu erinnern, was in ihrem vorangegangenen Ego-State passiert ist. Im Laufe der Zeit werden sie in diesem „Nicht-Erinnern" so geschickt, dass die Kommunikation der Ego-States untereinander gekappt wird. Wenn das geschieht, muss jeder Ego-State lernen, eine größere Bandbreite an Rollen zu übernehmen, da er sich nicht einfach an die anderen Ego-States wenden kann und es schwieriger ist, die Erinnerung an das aufrechtzuerhalten, was im vorherigen Ego-State passiert ist. Multiple Menschen erleben Gedächtnislücken in ihrem Tagesablauf, weil sie beim Umschalten auf eine andere Persönlichkeit oft keine Erinnerung daran haben, was sie einen Augenblick zuvor getan haben oder warum sie es getan haben. Ein Mensch mit normalen Ego-States könnte vom Wohnzimmer in die Küche gehen, den Kühlschrank aufmachen und sich fragen: „Wieso bin ich eigentlich in die Küche gegangen?" Ein multipler Mensch dagegen würde den Kühlschrank aufmachen und überlegen: „Warum bin ich hier? Wie lange bin ich schon hier, wo war ich vorher und was habe ich da getan?" Die Ego-State-Therapie eignet sich hervorragend für die Arbeit mit multiplen Menschen (siehe Abschnitt 4.7), doch die normale Funktionsweise der Ego-States sollte nicht mit multiplen Persönlichkeiten verwechselt werden.

1.2 Introjekte

Ein Introjekt ist die Manifestation eines Menschen, der im Leben des Klienten eine bedeutende Rolle spielt. Ein fünfjähriger Ego-State (eines erwachsenen Klienten) kann ein Introjekt von „Vater" oder „Mutter" haben, das dem zu der Zeit entspricht, als der Klient fünf Jahre alt war. Ein anderes Introjekt kann denselben Elternteil in einer anderen Lebensphase repräsentieren. Es gibt auch Introjekte, die einen Menschen so darstellen, wie er gerade im Leben des Klienten ist. So kann es ein Introjekt eines Partners, eines Freundes oder Elternteils geben. Introjekte können lebende oder tote Menschen verkörpern, in jedem Fall aber gehen sie auf Menschen zurück, die für das Leben des Klienten bedeutsam waren oder es noch sind. Der Klient kann in die Rolle eines Introjekts zu schlüpfen, die Eigenschaften übernehmen und die Gefühle ausdrücken, die das Introjekt in seinen Augen charakterisieren. Dabei kann sich der Klient über die Gefühle wundern, die er wahrnimmt, während ein Introjekt in der Exekutive ist. Dadurch, dass er ein Introjekt in der ersten Person erlebt, versteht der Klient das Introjekt, seine Grenzen und seine Emotionen so, wie er sie internalisiert hat.

Im Unterschied zu Ego-States kann man Introjekte bitten zu gehen. Sie nehmen nicht für sich in Anspruch, Teil des Menschen zu sein. Die Arbeit mit Introjekten sieht in weiten Teilen genauso aus wie die mit Ego-States und der Inneren Stärke. Introjekte lassen sich verändern, sie können freundlich und hilfreich, furchterregend oder gewalttätig sein. Wenn die meisten wichtigen Bezugspersonen im Leben eines Menschen wohlwollend waren, werden auch die meisten Introjekte dieses Menschen wohlwollend sein. Ein Introjekt, das als kalt oder furchterregend internalisiert wurde, lässt sich durch Ego-State-Verhandlungen in ein warmes und fürsorgliches Introjekt umwandeln. Oft ist es hilfreich, wenn man Ego-States ermuntert, mit Introjekten zu sprechen. Es hilft einem Klienten, das Introjekt eines misshandelnden Menschen, sei es in der Vergangenheit oder in der Gegenwart, anzusprechen und ihm seine wahren Gefühle genau zu schildern. Der Hypnotherapeut kann einem Klienten helfen, Gefühle einem böswilligen Introjekt gegenüber zu artikulieren, indem er diese Gefühle als Erster in Worte fasst: „Was du getan hast, war falsch!"

Introjekte sind leicht zugänglich. Wenn der hypnotisierte Klient mithilfe von Imaginationen an einen Ort gelangt, an dem sich eine andere Person befindet, wird er gebeten zu beschreiben, wo die Person ist und was sie macht. Der Hypnotherapeut macht ihm vielleicht den Vorschlag, als diese Person (das Introjekt) zu sprechen. Dieser Teil der Sitzung könnte so ablaufen: „Würden Sie mir erlauben, direkt mit Mutter zu sprechen?" (Die Erlaubnis wird erteilt.) „Ich möchte, dass Sie jetzt Ihre Mutter sind. Mutter, ich möchte, dass du zurückblickst und Ängstlich siehst." („Ängstlich" ist die Bezeichnung, die der Klient einem kindlichen Ego-State gegeben hat.) „Ich möchte direkt mit dir sprechen, Mutter. Wenn du bereit bist zu sprechen, sag einfach: ‚Ich bin bereit'." Dann spricht der Klient als Mutter. Er kann nun zwischen dem Ego-State und dem Introjekt hin und her pendeln und bekommt auf diese Weise Einsichten, Verständnis und Ausdrucksmöglichkeiten, die Befreiung und Selbstkompetenz fördern.

1.2.1 Das Wesen eines Introjekts

- Introjekte tragen die Charakterzüge bedeutsamer (vergangener oder aktueller) Bezugspersonen im Leben des Klienten.
- Sie können Repräsentationen lebender oder toter Menschen darstellen, die immer noch Teil des Lebens des Klienten sind oder es in der Vergangenheit waren.
- Der Klient kann das Introjekt die Führung übernehmen lassen. Der Klient kann als das Introjekt sprechen.

- Introjekte können freundlich, neutral oder böswillig sein.
- Introjekte lassen sich verändern. Man kann sie auch auffordern zu gehen.
- Introjekte entstehen nicht als Abwehrmechanismen und sie behaupten nicht von sich, dass sie schon immer Teil des Klienten gewesen sind.
- Alle Menschen besitzen Introjekte.

1.3 Die Innere Stärke

Die „Innere Stärke“ (Frederick/McNeal 1999) weist viele Eigenschaften der Ego-States auf und wird in der Literatur bisweilen selbst als Ego-State bezeichnet (Watkins 1993). Man kann mit ihr so arbeiten wie mit Ego-States, wenngleich es wesentliche Unterschiede zwischen der Inneren Stärke und Ego-States gibt. Auf die Frage, wie alt sie sich fühle, antwortet die „Innere Stärke“: „Oh, ich bin genauso alt wie [Name des Klienten]“. Auf die Frage, wann sie geboren wurde, sagt sie: „Ich wurde mit [Name des Klienten] geboren.“ Bittet man sie, sich selbst einen Namen zu geben, antwortet die „Innere Stärke“ mit Begriffen wie: „Inneres Selbst“, „Spirituelles Selbst“, „Innere Stärke“ oder „Höheres Selbst“. Die Innere Stärke nimmt oft für sich in Anspruch, Wissen über den Lebenszweck des Menschen zu haben. Sie verändert ihre Rolle nicht, während die Rolle eines Ego-States dramatische Veränderungen erfahren kann.

Um Zugang zur Inneren Stärke zu erlangen, werden zunächst Ego-States so an die Oberfläche geholt wie in Kapitel 2 beschrieben. Geben Sie dem Klienten Zeit, sich an den Wechsel von einem Ego-State zum anderen zu gewöhnen, sodass er ihn ohne Mühe und Unbehagen vollzieht. Beginnen Sie dann mit einer Aussage wie: „Es gibt einen starken und eindeutigen Teil, der immer schon da war. Er war da, als Sie geboren wurden, und es ist dieser Teil, der so seine Vorstellungen von dem hat, was in Ihrem Leben wichtig ist. Ich würde jetzt gerne mit dieser inneren Stimme sprechen. Wenn Sie bereit sind zu sprechen, sagen Sie einfach: ‚Ich bin hier‘.“

1.3.1 Das Wesen der Inneren Stärke

- Die Innere Stärke gibt an, mit dem Klienten geboren worden zu sein.
- Die Innere Stärke spricht mit klarer, freundlicher und fester Stimme.
- Die Innere Stärke lässt sich nicht entfernen oder in ihrem Wesen verändern, ihre Rolle kann jedoch erweitert werden. Man kann sie bitten, je

nach Situation anderen Anteilen zu Hilfe zu kommen oder Ego-States Rollen zuzuweisen.

- Die Innere Stärke behauptet von sich, tiefgreifende Kenntnisse über den Lebenszweck des Individuums zu besitzen.
- Die Innere Stärke kann ein niedriges oder hohes Energieniveau haben. Bei einem höheren Energieniveau nimmt sie möglicherweise eine größere Rolle ein. Im Laufe der Zeit kann sie an Kraft oder Energie gewinnen, wenn andere Anteile ihre Rolle verändern.
- Wie es scheint, hat jeder einen Innere-Stärke-Anteil, auch wenn man ihn manchmal nicht gleich beim ersten Versuch erreicht.

1.4 Ego-States und Physiologie

Stellen Sie sich vor, Sie sind entspannt und ruhig, die Muskeln sind locker, Atmung und Herzschlag gehen langsam, die Hände sind warm. Plötzlich schießt Ihnen der Gedanke durch den Kopf, dass jemand ums Haus schleichen könnte. Der nervöse Gedanke setzt den Neurotransmitter Adrenalin frei. Man nennt ihn auch Epinephrin. Der Körper ist angespannt, die Atmung beschleunigt sich, die Verdauung wird reduziert und die Hände werden kühler, weil sich die Durchblutung nicht nur verlangsamt, sondern auch auf die Körpermitte konzentriert. Das Herz schlägt schneller, die Pupillen weiten sich und selbst die Haare stellen sich ein wenig auf. Eine vorübergehende Zunahme unserer physischen Kraft würde uns erlauben, entweder zu fliehen oder zu kämpfen. All diese Veränderungen ergeben sich als Reaktion auf einen nervösen Gedanken, der in unserem Gehirn aufgeblitzt ist. Mentale Vorgänge haben Auswirkungen auf unseren Körper.

Auch Tiefen-Ego-States wirken sich auf unseren Organismus aus. Studien haben ergeben, dass sie lernen können, ganz bestimmte Reaktionen (z.B. Migräne) in unserem Körper hervorzurufen, und dieses Wissen einsetzen, um ihre Bedürfnisse zu befriedigen (Emmerson/Farmer 1996). John Watkins' erste Arbeiten mit Ego-States zielten darauf ab, psychosomatische Beschwerden zu lindern, die durch Kriegstraumata ausgelöst wurden (Watkins/Watkins 1981). Ego-States, die Traumata beinhalteten, verursachten psychosomatische Symptome. Traumatisierte Tiefen-Ego-States können sowohl für geringfügige als auch für schwerwiegende organische Probleme verantwortlich sein. Nicht-traumatisierte Ego-States setzen physische Erkrankungen bisweilen ein, um uns auf eine Weise zu schützen, die sie für angemessen halten. Die Auflösung der den körperlichen Symptomen zugrundeliegenden Traumata und Verhandlungen mit Tiefen-Ego-States können zu einer sofortigen Veränderung führen. Die Ego-State-Therapie hilft bei der Einschätzung, ob Symptome psychosomatisch sein könnten oder ob sie eher andere Ursachen haben, und kann zur Linderung oder Beseitigung dieser Symptome beitragen.

1.5 Ego-States und Psychologie

Manchmal ist es schwierig zu verstehen, warum wir so fühlen, wie wir fühlen. An einem herrlichen Tag überkommt uns plötzlich ohne erkennbaren Grund ein Gefühl der Schwermut oder wir reagieren in einer Weise auf einen Menschen, die uns selbst überrascht. Eine chronische Depression kann auftauchen, ohne dass sich ihr Ursprung erklären ließe. Alles dies hat einen Grund, und nicht immer kennt ein Oberflächen-Ego-State diesen Grund. Ego-States mit ungelösten negativen Emotionen können unter der Oberfläche liegen und Gefühle zum Ausdruck bringen, die erst noch besänftigt werden müssen. Unsere psychische Befindlichkeit hängt stark von ungelösten Problemen und Ego-States ab, die nicht kooperieren oder einander nicht respektieren. Die Formulierung „mit sich im Reinen sein" bedeutet im Grunde, dass die Anteile eines Menschen Probleme der Vergangenheit gelöst haben und sich gegenseitig respektieren. Wenn Aussagen oder Handlungen eines Ego-States immer wieder ein schlechtes Gefühl erzeugen, ist dieser innere Friede nicht spürbar. Unsere Ego-States beeinflussen unsere psychische Befindlichkeit und die Ego-State-Therapie kann dazu beitragen, diesen ersehnten inneren Frieden zu erlangen.

1.6 Die Anfänge

Die Entwicklung der Ego-State-Therapie als zusammenhängende Theorie und Interventionsmethode lässt sich bis zum letzten Viertel des 20. Jahrhunderts zurückverfolgen. John und Helen Watkins begründeten die Therapie in der Form, in der wir sie heute begreifen. John Watkins entwickelte das für die therapeutische Anwendung notwendige theoretische Fundament. Seine frühen Arbeiten und Forschungen trugen zu einer genauen Beschreibung der Therapieform bei, während Helen Watkins' Vorstöße im Bereich der Therapie und ihre eigenen theoretischen Beiträge dazu führten, dass die Ego-State-Therapie sowohl zu einer Persönlichkeitstheorie als auch zu einer Therapie ausgeweitet wurde, die sich auf eine große

Bandbreite an psychischen Problemen anwenden ließ. Paul Federn war der Erste, der den Begriff „Ego-State“ ins Spiel brachte, als er die Untergliederung der Persönlichkeit beschrieb. Seine theoretischen Arbeiten beinhalteten jedoch keine Forschungen oder therapeutische Anwendung.

Im Jahr 1993 widmete das *American Journal of Clinical Hypnosis* dieser neuen Interventionsmethode ein ganzes Heft und verdeutlichte damit die Tatsache, dass sich die Ego-State-Therapie etabliert hatte. Das Buch der Watkins, *Ego-States: Theory and Therapy* [Ego-States – Theorie und Therapie: Ein Handbuch 2012] erschien im Jahr 1997 als erste größere Veröffentlichung zu diesem Thema.

In den 1970er Jahren, als John und Helen Watkins die Bereiche der Psychotherapie und der Hypnose miteinander verschmolzen und die Ego-State-Therapie begründeten, sah die psychotherapeutische Welt ganz anders aus als um die Jahrhundertwende. Damals hatte sich im Bereich der Psychotherapie-Theorie relativ wenig bewegt, doch sowohl die Psychotherapie als auch die Hypnose hatten sich seitdem stetig weiterentwickelt und die Watkins konnten auf Arbeiten verschiedener Therapeuten und Theoretiker zurückgreifen, darunter auch auf die von Paul Federn (1952).

Um die Mitte der 1970er Jahre hatte John Watkins seine Erfahrungen und Theorien soweit zusammengefasst, dass er den Begriff Ego-State-Therapie prägen und über den Ansatz als einheitliche Theorie schreiben konnte (Watkins/Watkins 1981). Bevor er 1972 begann, mit Helen zusammenzuarbeiten, hatte John Watkins Gelegenheit, mit einer Reihe von Patienten zu arbeiten, die an dissoziativer Identitätsstörung (multiple Persönlichkeiten) litten. Diese Begegnungen förderten sein Verständnis des dissoziativen Prozesses.

Ab 1972 arbeiteten John und Helen Watkins an der Universität von Montana an der Entwicklung der Ego-State-Therapie. Der Beginn der gemeinsamen Arbeit markiert den eigentlichen Anfang der Ego-State-Therapie.

Helens umfangreiche praktische Arbeit mit Klienten half ihr bei der Entwicklung zahlreicher Strategien und Therapietechniken. Ihr Artikel über die Technik der Stillen Abreaktion (1980) führte dazu, dass ihr Name fortan untrennbar mit dieser Technik verbunden war: Sie galt als die „Frau mit der Stillen Abreaktion“ (H. H. Watkins, private Mitteilung, Dezember 1995). John konzentrierte sich auf intensive Behandlungen und auf Experimente rund um Ego-States. Die Ego-State-Therapie entstand im Wesentlichen zwischen 1973 und 1975, und diese Phase der frühen Entwicklung spiegelt sich in den Artikeln, Büchern und Tonbändern, die in jenen Jahren veröffentlicht wurden (siehe Literaturverzeichnis).

Einer der Faktoren, die eine schnellere Ausbreitung der Ego-State-Therapie verhindert haben, ist die Tatsache, dass man für ihre vollumfängliche Umsetzung eine hypnotherapeutische Ausbildung braucht. Noch können nur wenige Therapeuten die erforderlichen Kenntnisse vorweisen. Hypnose und Hypnotherapie werden jedoch immer gründlicher erforscht und mittlerweile gibt es eine ganze Reihe von Institutionen, die eine solche Ausbildung anbieten. Hypnose und Ego-State-Therapie stehen in einer symbiotischen Beziehung zueinander, da sie sich gegenseitig in ihrem Wachstum unterstützen. Die zunehmende Anerkennung der Wirksamkeit der Ego-State-Therapie macht es unerlässlich, dass die Vermittlung hypnotherapeutischer Grundkenntnisse zum festen Bestandteil einer Ausbildung in Ego-State-Therapie wird. Angesichts der rasanten Entwicklungen in Psychotherapie und Hypnose können wir davon ausgehen, dass auch die Ego-State-Therapie in den nächsten Jahren weitere Fortschritte machen wird. Die Qualitäten der Ego-State-Therapie werden für eine stetige Fortentwicklung von Theorie und Techniken sorgen und zu einer zunehmenden Anwendung und breiteren Akzeptanz führen.

1.7 Verwandte Therapieansätze

Es gibt eine Reihe von Therapieansätzen, die mit der Ego-State-Therapie verwandt sind. Nachfolgend sollen einige von ihnen beschrieben werden.

1.7.1 Psychoanalyse

Ebenso wie man John und Helen Watkins als Begründer der Ego-State-Therapie betrachten kann, kann man Sigmund Freud als Vater der Psychotherapie bezeichnen. Vor Freud gab es zwar schon viele Therapeuten, doch es war sein umfangreiches Werk mit seinem Persönlichkeitsmodell und seinen Vorstellungen von therapeutischen Interventionen, das den Grundstein für spätere theoretische und praktische Entwicklungen legte.

Für Freud waren Persönlichkeit und psychische Gesundheit das Ergebnis frühkindlicher Erlebnisse. Er ging davon aus, dass die psychische Entwicklung in Phasen verläuft, und war überzeugt, dass bestimmte psychische Anpassungen eng mit dem Lernen und Erleben in den jeweiligen Entwicklungsphasen zusammenhängen. Ein zentrales Element seiner Theorien ist die Ansicht, dass frühkindliche Traumata im Erwachsenenalter oftmals zu Neurosen führen. Bei einer situativen Neurose handelt es sich um eine wiederholte unangemessene Reaktion auf eine bestimmte Art von

Lebenssituation. Das Verhalten eines Menschen, der bei lauter Kritik häufig verstummt und sich in sich zurückzieht, statt angemessen zu reagieren, ergibt sich nach Freud (1901) aus einem frühkindlichen Trauma. Freud glaubte, dass Patienten unbewusste Erinnerungen an das Trauma mithilfe der Psychoanalyse ins Bewusstsein holen können. Diesen Prozess betrachtete er als wesentlichen Schritt bei der Auflösung von Neurosen.

Ego-State-Therapeuten akzeptieren Freuds Behauptung, dass in der Vergangenheit erlebte und noch unverarbeitete Traumata die Reaktionen im Erwachsenenalter beeinflussen. Der große Unterschied zu Psychoanalytikern besteht jedoch in der therapeutischen Intervention, mit der unerwünschte Reaktionen aufgelöst werden. Psychoanalytiker betrachten die Therapie als einen Prozess, der sich notwendigerweise über eine Reihe von Jahren hinzieht und der freie Assoziationen, Widerstandsanalyse, Traumdeutung, Übertragung und Interpretation der Übertragung beinhaltet. Für Ego-State-Therapeuten ist eine Therapie ein Prozess, bei dem mit traumatisierten oder bedürftigen Ego-States gearbeitet wird, um sie bei der Verarbeitung zu unterstützen und ihnen zur Selbstkompetenz zu verhelfen. Klienten erleben die erwünschten Veränderungen normalerweise bald nach Beginn der Therapie.

1.7.2 Gestalttherapie

Frederick Perls (1969) begründete die Gestalttherapie in den 1950er Jahren und stützte sich dabei vor allem auf das Psychodrama nach Jacob Moreno (Moreno 1946). Die Gestalttherapie hat mehr Techniken mit der Ego-State-Therapie gemeinsam als alle anderen wichtigen Therapieformen. Die Gestalttherapeuten versuchen, die Gefühle im Zusammenhang mit dem Konsultationsgrund zu lokalisieren, offenzulegen und an diesen Gefühlen zu arbeiten. Obwohl die Gestalttheorie nicht angemessen erklärt, wie diese Technik dem Klienten dient, ist es tatsächlich eine beeindruckende Methode, um den Anteil in die Exekutive (Bewusstsein) zu bringen, der Unterstützung braucht. „Gestalt“ bezeichnet ein „Ganzes“, und Gestalttherapeuten gehen davon aus, dass der ganze Mensch nicht vollständig funktionieren kann, wenn ein Teil des Ganzen in irgendeiner Weise verletzt (traumatisiert) ist. Dieser Grundgedanke findet sich auch in der Ego-State-Therapie. Eine weitere Technik, die einer Ego-State-Methode sehr ähnelt, ist die Technik des leeren Stuhls. Ein Gestalttherapeut bittet einen Klienten, sich auf einen bestimmten Stuhl zu setzen, um einen Aspekt des Selbst zu erklären, während ein anderer Aspekt des Selbst von einem anderen leeren Stuhl aus erklärt wird. Auch hier bringt der Gestalttherapeut

Ego-States in den Vordergrund (die Exekutive), um mit ihnen zu arbeiten. Die Gestalttherapie kennt keine Ego-States und beschäftigt sich nicht mit ihrem Ursprung. Sie weist zwar eine beeindruckende Bandbreite an Techniken auf, die Hypnose gehört jedoch nicht dazu. Der größte Unterschied zwischen Gestalttherapie und Ego-State-Therapie liegt in der Anwendung von Hypnose und im theoretischen Unterbau.

1.7.3 Transaktionsanalyse

Die einzige wichtige Therapieform, die ebenfalls den Begriff Ego-State verwendet, ist die Transaktionsanalyse. Ähnlich wie John Watkins bei der Ego-State-Therapie greift auch Eric Berne (1961) bei seinen theoretischen Überlegungen der Transaktionsanalyse auf die Arbeiten von Paul Federn (1952) zurück. Im Gegensatz zu John Watkins und Paul Federn ging Berne in seiner Theorie nur von fünf Ego-States oder Ich-Zuständen aus (zwei Eltern-Ich-Zustände, ein Erwachsenen-Ich-Zustand und zwei Kind-Ich-Zustände). Außerdem war er überzeugt, dass alle Menschen dieselben Ego-States haben. Ein besonders wichtiges Element der Transaktionsanalyse ist die Untersuchung der Kommunikationsmuster der Ego-States, die die zwischenmenschliche Interaktion beeinflussen, wenn z.B. der Eltern-Ich-Zustand eines Menschen mit dem Kind-Ich-Zustand eines anderen Menschen spricht.

Man kann die Transaktionsanalyse als ein kognitives Verfahren betrachten, das Klienten Kenntnisse über die fünf Ich-Zustände vermittelt. Sie erfahren, wie die Ich-Zustände sprechen und wie sie selbst sie hören. Das Ziel ist es, die Ich-Zustände in einem ausgeglichenen Verhältnis agieren zu lassen, sodass der Klient nicht zu sehr in einem Ich-Zustand verharrt. Darin unterscheidet sich die Transaktionsanalyse sehr von der Ego-State-Therapie, bei der die Klienten ihre individuellen Ego-States kennenlernen, Traumata aufspüren und verarbeiten und eine verbesserte Kommunikation der Ego-States untereinander fördern. Die Theoretiker der Ego-State-Therapie gehen davon aus, dass jeder Mensch seine ureigenste Zusammensetzung von Ego-States hat. Die Ego-State-Therapie ist eine ausgesprochen prozessorientierte Therapieform, bei der sich Veränderungen durch die Arbeit während der Hypnosesitzungen ergeben. Die Ego-State-Therapie hilft Klienten, ihre Ego-States kennen zu lernen und Traumata aufzulösen. Während sich Transaktionsanalytiker mit der Kommunikation zwischen dem Klienten und anderen befassen, geht es Ego-State-Therapeuten meist eher um die Kommunikation im Innern des Klienten selbst, also um die Kommunikation der Ego-States untereinander, so dass der Klient zur

Ruhe kommt und nicht das Gefühl hat, in unterschiedliche Richtungen gezerrt zu werden.

1.7.4 Andere Therapieformen

Zwischen den oben beschriebenen drei Therapieformen und der Ego-State-Therapie gibt es eine direkte theoretische Verbindung. Die vorliegende Darstellung erhebt nicht den Anspruch, eine vollständige Auflistung aller Therapieansätze zu sein, deren theoretisches Fundament Gemeinsamkeiten mit der Ego-State-Therapie aufweist. Ego-State-Therapeuten bedienen sich häufig der Techniken und Behandlungssettings anderer Therapieformen, die im Verlauf des vergangenen Jahrhunderts aufgekommen sind.

Techniken der *Kognitiven Verhaltenstherapie* werden oft in Sitzungen nach der Ego-State-Therapie eingesetzt. Nach der Auflösung eines Traumas, das ein Ego-State möglicherweise über viele Jahre beinhaltet hat, kann es hilfreich sein, dem Klienten verhaltensorientierte „Hausaufgaben" aufzugeben, um schrittweise Vertrauen zu gewinnen.

Auch Techniken der *Familientherapie* fließen in die Arbeit mit Ego-States ein. Die Arbeit mit den Ego-States eines Klienten hat mit der Arbeit mit den Mitgliedern einer Familie große Ähnlichkeit. Dabei ist es hilfreich, wenn der Ego-State-Therapeut über positive Verhandlungsfähigkeiten verfügt. Caul (1984) berichtet auch von der Technik der Internen Gruppentherapie, die bei Verhandlungen zwischen den Ego-States eines Individuums angewandt wird.

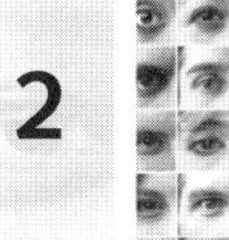

2 Zugangsmöglichkeiten zu Ego-States im Rahmen einer Therapie

Wie kann ein Therapeut lernen, Zugang zu den Ego-States eines Menschen zu bekommen und mit ihnen zu sprechen? Stellen Sie sich ein Klassenzimmer voller Schüler vor. Die Schüler in der vordersten Reihe sind wach und aufmerksam, einige mehr, andere weniger. Andere Schüler in dieser Klasse achten oft nicht auf das, was im Raum vor sich geht, doch die in der ersten Reihe sehen fast alles und behalten es auch. Bei den restlichen Schülern ist die Aufmerksamkeit unterschiedlich ausgeprägt. Einige schlafen fest, andere haben sich zu kleinen Gruppen zusammengetan und unterhalten sich flüsternd. Und einige beobachten, was vorne im Klassenzimmer passiert. Gelegentlich kommt es vor, dass einer von ihnen einem Bedürfnis nachgibt und stört. Möglicherweise ist auch ein Schüler darunter, der viel Schmerz und Verwirrung mitbringt, ein labiler Schüler, der kurz davor ist zu explodieren. Eine einzige Regel wird jedoch von allen Schülern eingehalten: Es darf immer nur jeweils ein Schüler sprechen.

Alle diese Schüler sind unterschiedlich und alle haben andere Probleme und Fähigkeiten. Manche reden sehr oft, einige haben viel zu sagen, einige reden kaum. Manche haben Angst zu reden und befürchten sogar, dass sie aufgefordert werden, den Raum zu verlassen. Manche Schüler mögen sich nicht, sie streiten oft miteinander. In jedem Klassenzimmer findet sich eine andere Schülergruppe zusammen. Jede Klasse hat ihre eigene Persönlichkeit.

Vor der Klasse, neben der Tafel, steht die Lehrerin. Sie ist blind. Obwohl sie vorher schon in mehreren anderen Klassenzimmern war, wusste sie nie so genau, wo sie war. Sie dachte immer, dass sie einen einzelnen Schüler unterrichten sollte. Wenn sie spricht, dann spricht sie mit den Schülern in der ersten Reihe, die normalerweise zuhören und antworten. Die Stimmen der einzelnen Schüler klingen zwar unterschiedlich, doch dieser Tatsache hat die Lehrerin keine große Beachtung geschenkt.

Die Klasse steht natürlich für die Familie der Ego-States in einem Individuum. Die Schüler in der ersten Reihe sind die Oberflächen-Ego-States. Sie übernehmen am häufigsten die Führung und erinnern sich gut an die täglichen Aktivitäten. Die restlichen Schüler stellen die Tiefen-Ego-States dar. Die Lehrerin ist der Therapeut oder die Therapeutin.

Wenn die Lehrerin mit einer Klasse spricht und davon ausgeht, dass sie es mit einem einzigen Schüler zu tun hat, hört der Schüler, der ihre Hilfe vielleicht dringend nötig hätte, möglicherweise gar nicht zu. Es kann sein, dass der Schüler in einer der hinteren Bänke, der Schmerz mit sich trägt, sich weiterhin vernachlässigt und ungehört fühlt. Schüler, die miteinander streiten, und diejenigen, die sich nicht leiden können, sorgen nach wie vor für eine unangenehme Atmosphäre in der Klasse, die alle Schüler zu spüren bekommen. Diejenigen mit besonderen Talenten sind möglicherweise nicht in der Lage, ihre Fähigkeiten im richtigen Moment einzusetzen.

Die Frage ist, wie die blinde Lehrerin lernen kann, die Schüler zu erkennen, sie aus der Reserve zu locken, sich ihren Bedürfnissen zu widmen, die Gruppe zur Zusammenarbeit zu bewegen und herauszufinden, welche Schüler besondere Talente haben. Wie kann der Therapeut lernen, einen Zugang zu den unterschiedlichen Ego-States eines Menschen zu bekommen und mit ihnen zu sprechen?

Es gibt Methoden, die mit Hypnosen arbeiten, und solche ohne Hypnose, um einen Zugang zu Ego-States zu bekommen. Ohne Hypnose gelangt man nur zu den Oberflächen-Ego-States, man spricht also lediglich die Schüler in der ersten Reihe an, um im Bild der Schulklasse zu bleiben. Die Oberflächen-Ego-States (die Schüler in der ersten Reihe) zu erkennen und mit jedem einzelnen zu reden, ist therapeutisch wirksamer, als sie wie einen einzigen Ego-State zu behandeln.

Mithilfe von Hypnose kann der Therapeut sowohl mit Oberflächen- als auch mit Tiefen-Ego-States arbeiten. Oft stammen die Probleme eines Klienten von Tiefen-Ego-States. Eine unmittelbare und effiziente Problemlösung ist nur durch Hypnose möglich. Wie ein wütendes Kind in der hintersten Reihe im Klassenzimmer, das die Stimmung der ganzen Klasse beeinflussen kann, braucht auch ein Tiefen-Ego-State direkte Aufmerksamkeit und Auflösung, damit sich der Klient im Frieden mit sich fühlt.

Tatsächlich hat ein Therapeut auch dann einen Zugang zu Ego-States, wenn er sich dessen nicht bewusst ist. Immer, wenn wir bei Bewusstsein sind, ist ein Ego-State exekutiv. Wenn ein Klient Platz nimmt und zu erzählen beginnt, ist es einer der Ego-States, der spricht. Das Problem besteht darin, dass dieser Ego-State, der sich da zu Wort meldet, möglicherweise nicht der beste Anteil für eine therapeutische Intervention ist. Im Gespräch mit einem rationalen Ego-State kann der Therapeut schnell einen Verbündeten finden, der gegen die ständigen zwanghaften Kontrollen ist, einen Verbündeten, der will, dass der Raucher aufhört zu rauchen. Bei der Ego-State-Therapie geht es darum zu lernen, wie man einen Zugang zu Ego-States findet und wie man unmittelbar den Ego-State oder die Ego-States anspricht, bei denen eine Intervention besonders nutzbringend ist.

2.1 Zugang ohne Hypnose

Der Zugang ohne Hypnose empfiehlt sich für Therapeuten, die keine hypnotherapeutische Ausbildung haben oder noch nicht soweit sind, dass sie mit Hypnose arbeiten wollen. Außerdem ist diese Art des Zugangs zu Ego-States bei Klienten angebracht, die sich eine hypnotische Intervention nicht vorstellen können. In den nachfolgenden Abschnitten werden zwei Methoden des Zugangs ohne Hypnose beschrieben. Ein erfahrener Therapeut ist oftmals auch ohne Zuhilfenahme einer Zugangsmethode in der Lage zu erkennen, wann ein Klient von einem Ego-State zum anderen wechselt. Er kann bewusst mit Ego-States arbeiten, bemerkt, wenn ein anderer Ego-State die Exekutive übernimmt, und gewinnt Einsichten die Bedürfnisse einzelner Ego-States.

2.1.1 Der leere Stuhl

Eine der einfachsten Möglichkeiten, Zugang zu Ego-States zu bekommen, ist der *leere Stuhl*. Auch Therapeuten, die nicht nach der Ego-State-Theorie arbeiten, setzen diese Technik so oder in abgewandelter Form ein. Gestalttherapeuten wenden oft eine Variante mit zwei Stühlen an, sodass zwei Ego-States oder ein Ego-State und ein Introjekt kommunizieren können (siehe Abschnitte 1.2 und 1.7.2).

Am Beispiel von Matthew soll illustriert werden, wie sich diese Methode praktisch umsetzen lässt. Matthew ist seit Kurzem mit Emma zusammen. Er beobachtet, wie Emma mit einem Kind spielt, und spürt und glaubt: „Das ist die richtige Frau für mich. Ich liebe sie und möchte den Rest meines Lebens mit ihr verbringen.“ Einige Stunden später kritisiert sie ihn wegen seines Berufs (er ist Klempner). Er fühlt sich angegriffen und spürt und denkt: „Was habe ich nur jemals in dieser Frau gesehen? Wie komme ich aus dieser Beziehung wieder heraus?“ Hier sind mindestens zwei von Matthews Ego-States im Widerstreit. Er erlebt einen inneren Aufruhr, einen Streit unter Ego-States. Der Therapeut kann nun zwei Stühle vor Matthew aufbauen.

Therapeut: Matthew, ich höre heraus, dass ein Teil von Ihnen Ihre Lebensgefährtin heiraten möchte. Ein anderer Teil möchte das nicht. Für mich wäre es wirklich hilfreich zu hören, was genau diese Teile wollen. *(Der Therapeut stellt zwei Stühle vor Matthew auf.)* Wenn Sie auf diesem linken Stuhl hier sitzen, möchte ich, dass Sie mir nur von den guten Seiten erzählen, die eine Ehe mit Emma hätte. Ich möchte nicht, dass Sie mir von irgendwelchen Vorbehalten erzählen. Wenn ich Sie dann bitte, sich auf diesen rechten Stuhl hier zu setzen, möchte ich, dass Sie mir nur von den schlechten Seiten erzählen, die eine Ehe mit Emma hätte. Nur Gründe, weshalb Sie Emma nicht heiraten sollten. Verstehen Sie, was ich meine?

Wenn sie zum ersten Mal von dieser Methode hören, scheuen Therapeuten meist mehr davor zurück als Klienten. Sie befürchten, dass die Klienten sie albern finden oder nicht mitmachen könnten. Wenn die Methode professionell und einfach erklärt wird, sollte es jedoch keine Probleme geben. Mir ist noch nie ein Klient begegnet, der sich nicht auf die Leerer-Stuhl-Methode eingelassen hätte, und meist finden die Klienten sie hilfreich. Wenn der Klient keine weiteren Fragen hat, folgt der nächste Schritt:

Therapeut: Gut, dann setzen Sie sich doch bitte auf den linken Stuhl. Erzählen Sie mir, warum Sie Emma heiraten wollen. Nennen Sie mir nur die positiven Seiten einer Ehe mit ihr.

Der Therapeut sollte Matthew ermuntern, ihm immer mehr Gründe zu nennen, warum es eine gute Idee wäre, Emma zu heiraten. Wenn er anfängt, einen Grund zu formulieren, der dagegen spricht (ein „aber“), muss ihn der Therapeut sofort unterbrechen und ihn daran erinnern, dass er auf diesem Stuhl nur beschreiben darf, warum er Emma heiraten will.

Wenn Matthew die Gründe, die dafür sprechen, erläutert hat, kann der Therapeut folgendermaßen fortfahren:

Therapeut: Okay, und jetzt möchte ich, dass Sie sich auf den rechten Stuhl setzen. Dann nennen Sie mir ausschließlich Gründe, weshalb Sie Emma nicht heiraten wollen.

Wieder wird Matthew ermuntert, nur die Punkte anzuführen, die gegen eine Ehe mit Emma sprechen. Wenn ihm das gelungen ist, kann man die „Pro“-Seite bitten, der „Kontra“-Seite zu antworten. Es empfiehlt sich, jeder Seite einen Namen zu geben, um sie besser auseinanderhalten und Fragen direkt an sie richten zu können.

Therapeut: Danke, Matthew. Ist es Ihnen recht, wenn ich Sie „Pro“ nenne, wenn Sie auf dem rechten Stuhl sitzen, und „Kontra“, wenn Sie auf dem linken Stuhl sitzen?
Matthew: Ja.
Therapeut: Gut. Setzen Sie sich doch bitte einen Augenblick lang auf den Pro-Stuhl. Pro, hast du gehört, was Kontra über die Heirat mit Emma gesagt hat?

Matthew: Ja.
Therapeut: Pro, erzähle Kontra, was du von dem hältst, was er gerade gesagt hat. Sag ihm einfach genau das, was du denkst.

Der Therapeut ermutigt Matthew, immer wieder zwischen den beiden Stühlen zu wechseln, sodass die beiden Ego-States die Frage diskutieren können. Zwischendurch kann der Therapeut Matthew bitten, wieder auf seinem ursprünglichen Stuhl Platz zu nehmen, wo er ihm Rückmeldungen gibt und ihm weitere Fragen stellt. Hier ein Beispiel:

Therapeut: Matthew, ich habe mir diese Unterhaltung angehört und dabei ist mir aufgefallen, dass Sie lebhafter wirkten, wenn Pro gesprochen hat. Sie haben angeregter über Ihre Zukunft gesprochen. Wenn Kontra gesprochen hat, hatte ich den Eindruck, dass Sie eher Angst vor dem hatten, was sie im Moment von Ihnen hält. Dabei habe ich nichts über Ihre Zukunft gehört. Können Sie mir dazu etwas sagen?

Oder:

Therapeut: Matthew, Pro sagt ... und Kontra sagt ... Haben Sie eine Idee, wie die beiden eine Übereinstimmung erzielen könnten? Was braucht Pro, was braucht Kontra?

Bei der Arbeit mit dieser Technik kann es passieren, dass ein dritter Ego-State auftaucht, der ganz andere Gedanken und Gefühle hat. Sie können Stühle für weitere Ego-States aufstellen, die ein Interesse an der Entscheidung zeigen.

Bei diesem Beispiel sprechen die Ego-States unmittelbar miteinander. Sie können auch für Emma einen Stuhl aufstellen. Wenn Matthew auf dem Emma-Stuhl sitzt, hat er die Anweisung, Emma zu sein und die Dinge zu sagen und zu fühlen, die sie sagen und fühlen würde. Dabei spricht er als Introjekt (siehe Abschnitt 1.2).

Therapeut: Sie kennen Emma sehr gut. Sie wissen, wie sie reagiert. Wenn Sie auf diesem Stuhl sitzen, möchte ich, dass Sie Emma sind. Ich möchte, dass Sie fühlen, wie sie fühlt, und wie Emma reagieren.

Auf diese Weise hat Matthews Introjekt von Emma die Möglichkeit, mit seinen Ego-States zu sprechen. Diese Technik ist sehr hilfreich, weil der Klient dadurch einen klareren Blick auf die Möglichkeiten und Grenzen einer Beziehung und die Gefühle eines Anderen bekommt. Bei dem Introjekt kann es sich um einen lebenden oder einen toten Menschen handeln und es kann den Menschen so abbilden, wie er jetzt ist oder wie er zu einer bestimmten Zeit in der Vergangenheit war.

2.1.2 Gesprächsmethode

Eine zweite Möglichkeit, ohne Hypnose Zugang zu Ego-States zu erhalten, ist die *Gesprächsmethode*. Dabei handelt es sich um eine einfache Technik, die sich zu jedem beliebigen Zeitpunkt im Verlauf der Therapie einsetzen lässt. So kann es vorkommen, dass ein Therapeut gar nicht vorhatte, während einer bestimmten Sitzung die Ego-State-Therapie anzuwenden, sich aber kurzfristig für die Gesprächsmethode entscheidet, wenn der Klient seine unterschiedlichen Teile erwähnt. Aussagen wie: „Ein Teil von mir will in die Schule gehen und ein anderer Teil will es nicht" oder: „Manchmal liebe ich ihn und manchmal kann ich es nicht ertragen, in seiner Nähe zu sein", kann man als Signal verstehen, dass ein interner Konflikt aufgelöst werden will. Es reicht nicht aus, einfach weiter über die Ego-States zu reden, die sich offenbar im Widerstreit befinden. Sie verdienen es, unmittelbar angehört zu werden und die Möglichkeit zu bekommen, eine Lösung zu finden. Selbstverständlich kann in diesem Fall auch die hypnotische Ego-State-Therapie angewendet werden, doch wenn Therapeut und/oder Klient nicht bereit sind für die Hypnose (meist ist es der Therapeut), dann bietet diese nicht-hypnotische Methode eine gute Alternative.

Die Gesprächsmethode ähnelt der Leerer-Stuhl-Methode, allerdings kommen die unterschiedlichen Stühle nicht zum Einsatz. Die folgenden Schritte gehören zur Gesprächsmethode (erst folgt die Auflistung, dann die Erläuterung):

1. Der Therapeut stellt fest, dass sich mindestens zwei Teile eines Menschen im Konflikt miteinander befinden, oder der Therapeut merkt, dass unterschiedliche Teile unterschiedliche Bedürfnisse haben.
2. Der Therapeut spricht so mit dem Klienten, dass der Teil exekutiv wird, mit dem das Gespräch in diesem Moment am hilfreichsten ist.
3. Der Therapeut bittet darum, mit jeweils einem Teil allein sprechen zu können.
4. Der Therapeut spricht so mit dem Klienten, dass ein anderer Teil exekutiv wird, mit dem das Gespräch in diesem Moment am hilfreichsten ist.
5. Der Therapeut bittet darum, nur mit dem zweiten Teil sprechen zu dürfen.

6. Um zu einer Lösung zu kommen, bittet der Therapeut darum, mit anderen Teilen sprechen zu dürfen, oder führt das Gespräch mit den Teilen fort, mit denen er bereits gesprochen hat.

Erläuterung:

1. Der Therapeut stellt fest, dass sich mindestens zwei Teile eines Menschen im Konflikt miteinander befinden, oder der Therapeut merkt, dass unterschiedliche Teile unterschiedliche Bedürfnisse haben.
„Ständig gebe ich nach und sage, ich erledige es, wenn Leute mich um etwas bitten. Und dann bin ich ärgerlich, dass ich es erledigen muss.“ Hier möchte ein Teil gefallen und lässt sich Aufgaben aufbürden, ohne sich richtig mit anderen Teilen abzusprechen, die die Folgen solcher Zusagen tragen müssen.

„Ich komme von der Arbeit und gehe geradewegs zum Kühlschrank und esse. Dann bin ich enttäuscht über das, was ich getan habe.“ Hier versucht ein Teil, ein Bedürfnis mit Essen zu befriedigen, ohne richtig mit anderen Teilen zu kommunizieren, denen dieses Essverhalten nicht gefällt.

Obwohl man viele der Probleme, die durch die Gesprächsmethode zutage gefördert werden, ohne Hypnose angehen kann, wäre eine hypnotische Intervention dann zur Auflösung angebracht, wenn die Probleme mit Tiefen-Ego-States und Traumata aus der Vergangenheit verknüpft sind. Tiefen-Ego-States lassen sich nur mithilfe von Hypnose ansprechen.

2. Der Therapeut spricht so mit dem Klienten, dass der Teil exekutiv wird, mit dem das Gespräch in diesem Moment am hilfreichsten ist.
Das kann in einer ganz normalen Unterhaltung geschehen, ohne dem Klienten besondere Anweisungen zu geben. Wenn eine Klientin z. B. das Problem hat, dass ihre Mutter ständig Druck auf sie ausübt, ein Kind zu bekommen, und die Klientin wütende und reaktionäre Gefühle ihrer Mutter gegenüber verspürt, könnte diese Art von Aussagen oder Fragen eingesetzt werden, um den wütenden Ego-State exekutiv werden zu lassen. Sie lassen sich natürlich in die Unterhaltung mit der Klientin einflechten:

> „Ihre Mutter klingt so, als wünschte sie sich wirklich ein Enkelkind. Wie fühlen Sie sich, wenn sie darauf drängt? Es hat den Anschein, als höre Ihre Mutter Ihnen in diesem Punkt manchmal nicht zu. Das muss frustrierend sein. Wenn Sie mit Ihrer Mutter im Wohnzimmer sitzen und sie warnt Sie, mit dem Kinderkriegen nicht mehr allzu lange zu warten, und erzählt Ihnen, wieviel Freude Kinder in Ihr Leben bringen würden, was passiert dann in Ihrem Innern? Wie fühlt sich der Teil, der sich wünscht, sie möge gehen?“

3. Der Therapeut bittet darum, mit jeweils einem Teil allein sprechen zu können.
Sobald der Klient mit seiner Reaktion und Körpersprache deutlich macht, dass der gewünschte Teil exekutiv ist, ist es eine gute Idee, den Klienten wissen zu lassen, dass Sie nun eine Weile nur mit diesem Teil sprechen wollen. Dadurch bekommt der Klient Klarheit darüber, was Sie erwarten. Er kann kooperieren und dazu beitragen, dass der ausführende Ego-State exekutiv bleibt und ein anderer Ego-State nicht mit einer anderen Sichtweise dazwischenspringt. Der Therapeut könnte seine Bitte folgendermaßen formulieren: „Ich würde gerne nur mit dem Teil von Ihnen sprechen, der wirklich wütend auf Ihre Mutter ist. Ich möchte jetzt nur von diesem wütenden Teil hören. Ich will hören, was dieser Teil zu sagen hat. Später würde ich gern von den anderen Teilen hören, die andere Gefühle haben."

Manchmal passiert es, dass sich an diesem Punkt ein Ego-State mit einer anderen Einstellung spontan in die Exekutive drängt. Wenn das passiert, sollten Sie die Tatsache wahrnehmen und ein weiteres Mal die Bitte äußern, den gewünschten Ego-State zu sprechen. Wenn die Klientin also plötzlich davon spricht, wie nett „Mutter" ist, könnten Sie sagen: „Ich glaube, ich höre einen anderen Teil. Der Teil, mit dem ich geredet habe, war immer noch wütend. Ich möchte später auch hören, was all die anderen Teile zu sagen haben, doch im Moment würde ich gerne nur mit dem Teil sprechen, der wütend auf Ihre Mutter ist."

4. Der Therapeut spricht so mit dem Klienten, dass ein anderer Teil, mit dem das Gespräch in diesem Moment am hilfreichsten ist, exekutiv wird.
Nehmen wir an, die Klientin hat das Problem, dass sie frustriert ist wegen ihrer Mutter. Einerseits ist sie wütend, weil ihre Mutter sie immer wieder drängt, ein Kind zu bekommen, andererseits liebt und respektiert sie ihre Mutter, möchte ihr gefallen und sie glücklich machen. Nachdem der wütende Teil Gelegenheit hatte, zu sagen, was er zu sagen hat, sollte man den Teil fragen, der die Mutter liebt und respektiert – vorausgesetzt, der Therapeut konnte aus Äußerungen der Klientin schließen, dass sie die Mutter liebt und respektiert. (Denken Sie daran, dass dies etwas anderes ist, als mit einem intellektuellen Teil zu sprechen, der Ihnen von den inneren Unstimmigkeiten erzählt. Eine Auseinandersetzung mit den Teilen, die im Widerstreit miteinander liegen, ist sehr viel massiver.) Der Therapeut könnte z. B. sagen: „Danke, dass Sie mir von der Wut berichtet haben, die Sie manchmal fühlen, weil Ihre Mutter Druck ausübt. Jetzt würde ich gerne etwas über die positiven Gefühle erfahren, die Sie Ihrer Mutter gegenüber haben. Sie haben gesagt, dass sie Ihnen eine großartige Freundin ist. Welche Dinge sind es, die Sie sie als eine großartige Freundin betrachten lassen?"

Wenn die Klientin positive Erfahrungen mit ihrer Mutter formuliert, lässt sie den Ego-State hinter sich, der Groll und Wut beinhaltet, und geht in einen Ego-State, der stolz auf die Mutter ist. Der Ego-State, der stolz auf die Mutter ist, übernimmt also die Führung.

5. Der Therapeut bittet darum, nur mit dem zweiten Teil sprechen zu dürfen.
Sobald die Klientin durch ihre verbale/emotionale Reaktion und Körpersprache deutlich macht, dass der erwünschte Teil exekutiv ist, sollten Sie sie wissen lassen, dass Sie nun für eine Weile nur mit diesem Teil sprechen wollen. „Ich würde gerne für einen Augenblick mit dem Teil von Ihnen sprechen, der Ihrer Mutter gegenüber ganz positiv gestimmt ist.“ Es ist wichtig, auch diesen Teil anzuhören. Manchmal hat ein Teil kaum Gelegenheit, etwas zu sagen, bevor sich ein anderer Teil in die Exekutive drängt. Es kann z. B. sein, dass die Klientin in der Vergangenheit nicht in der Lage war, ihre Wut auf die Mutter in ihrem ganzen Ausmaß zum Ausdruck zu bringen, weil der Teil, der eine positive Einstellung zur Mutter hat, Schuldgefühle bekam und sich genötigt sah, etwas Nettes über die Mutter zu sagen, sobald der wütende Teil exekutiv wurde. Der wütende Teil wurde also dadurch unterbrochen, dass der andere Teil die Exekutive übernahm. Wenn die Teile zu einer Einigung kommen und die Klientin inneren Frieden finden soll, muss jeder Teil Gelegenheit haben, sein Anliegen vorzutragen. Auf diese Weise hört es nicht nur der Therapeut, sondern auch die anderen Ego-States der Klientin, sodass eine interne Verständigung gefördert wird.

6. Um zu einer Lösung zu kommen, bittet der Therapeut darum, mit anderen Teilen sprechen zu dürfen oder führt das Gespräch mit den Teilen fort, mit denen er bereits gesprochen hat.
Damit die unterschiedlichen Teile zu einer Problemlösung kommen, sind Verhandlungen nötig. Sie können einen Teil fragen, was er einem anderen Teil sagen möchte. Bitten Sie z. B. den Teil, der der Mutter gegenüber positiv eingestellt ist, dem wütenden Teil etwas über „Mutter“ zu erzählen.

Therapeut: Ich höre heraus, dass Sie großen Respekt für Ihre Mutter empfinden. Gleichzeitig höre ich den Teil von Ihnen, der ganz schön wütend auf sie ist, weil sie Ihnen ständig Druck macht, ein Baby zu bekommen. Was möchte der Teil, der Ihre Mutter liebt, dem Teil sagen, der wütend auf sie ist? Was sollte dieser Teil wissen?
Klientin: Ich denke, ich würde sagen, dass sie es gut meint. Sie hat das Gefühl, die Freude an einem Enkelkind zu verpassen, und das ist ihr wichtig.

Therapeut: Und ich frage mich, wie der Teil das aufnimmt, der wütend auf Ihre Mutter ist. Was möchte dieser Teil erwidern?
Klientin: Sie muss einfach begreifen, dass es mein Leben ist und dass ich nicht sie bin. Sie hat ihr Leben gehabt und jetzt bin ich an der Reihe. Wenn ich beschließe, ein Kind zu haben, dann ist das meine Sache, doch selbst, wenn ich kinderlos bleibe, sollte sie mich in Ruhe lassen.
Therapeut: Und hat der Teil, der wütend ist, gehört, wie der positive Teil versucht hat, Ihre Mutter und ihr Verhalten zu erklären? Wie denken Sie darüber, dass sie sich einfach nur ein Enkelkind wünscht?
Klientin: Ich weiß, dass sie sich das wünscht, aber sie muss mich in Ruhe lassen.
Therapeut: Können Sie Ihrer Mutter das sagen, ohne mit ihr zu streiten?
Klientin: Nein. Normalerweise sage ich gar nichts, bis ich richtig sauer werde, und dann sage ich zu viel.
Therapeut: Das klingt so, als müssten Sie so sprechen, dass Sie das Gefühl haben, gehört zu werden, ohne das Gefühl zu haben, zu viel zu sagen.
Klientin: Das wäre toll, wenn ich das könnte.
Therapeut: Könnten Sie für sich den Teil, der die Mutter liebt und respektiert, bitten, ihr etwas zu sagen? Ihr zu schildern, dass Sie die Möglichkeit haben müssen, selbst zu entscheiden, ob Sie ein Baby wollen oder nicht? Dabei ist es wichtig, dass Ihre Mutter von all Ihren Gefühlen erfährt. Und wenn der Teil von Ihnen, der sie liebt und respektiert, es ihr sagt, kann sie es vielleicht hören. Ich möchte Sie bitten, das still für sich zu tun, ohne dabei etwas zu sagen. Ich hätte gern, dass der wütende Teil den positiv eingestellten Teil jetzt stumm bittet, Ihrer Mutter Ihre Gefühle wegen eines Babys zu schildern. Ich gebe Ihnen einen Moment Zeit, um das zu tun. *(Pause)* Wie war es?
Klientin: Ich denke, das funktioniert. Ich glaube, meine Mutter kann mich hören, wenn ich es ihr richtig sage.

Dieses Beispiel zeigt, wie die Gesprächsmethode inneren Anteilen, die von einer besseren Zusammenarbeit und Kommunikation profitieren, helfen kann. Im Ergebnis respektieren Ego-States einander mehr und entwickeln ein positiveres Verhältnis zur Außenwelt. Die Ego-States bekommen die unmittelbare Aufmerksamkeit, die sie brauchen. In diesem Beispiel hätte der Therapeut die Klientin zusätzlich bitten können, die Rolle der Mutter einzunehmen und deren Stimme in die Diskussion einzubringen. Dabei würde das Mutter-Introjekt eingesetzt, um der Klientin die gesamte Dynamik zwischen ihrer Mutter, ihrer Liebe und ihrem Respekt für sie und ihrem Wunsch nach Unabhängigkeit besser verständlich zu machen.

Mit der Gesprächsmethode kann man auch einen Ego-State unterstützen, der meint, etwas leisten oder erledigen zu müssen. Andere Ego-States, die die notwendigen Fähigkeiten haben, können ihm helfen, dieses Bedürfnis zu befriedigen. Eine ausführliche Darstellung der notwendigen Techniken finden Sie im Abschnitt 3.1.4 unter „Hilfe von anderen Ego-States".

2.2 Zugang mit Hypnose

Wenngleich die nicht-hypnotischen Techniken durchaus ihren Nutzen haben und in einer Therapie zu hervorragenden Ergebnissen führen können, sind sie für den Zugang zu Ego-States nicht so wirkungsvoll wie hypnotische Techniken. So mögen die oben vorgestellten nicht-hypnotischen Techniken Matthew zu einem klareren Bild von der Ehe mit Emma verhelfen. Er gewinnt Einsichten in die Beziehung und kann möglicherweise innerhalb dieser Beziehung eine gesündere Position einnehmen. Er wird jedoch nicht herausfinden, warum er überreagiert und sich so sehr angegriffen fühlt, wenn Emma ihn kritisiert. Er wird keinen Zugang zu dem kindlichen Tiefen-Ego-State mit seinen traumatischen Erfahrungen bekommen und wird weiterhin an diesem Trauma festhalten. Damit diese Ego-States die Führung übernehmen und ihre Bedürfnisse erfüllt werden, muss man Hypnose anwenden.

Kehren wir noch einmal zu dem Bild der Schulklasse als Persönlichkeit und zu den Schülern zurück, die die Ego-States darstellen. Die Hypnose erlaubt es der Lehrerin (Therapeut), die Aufmerksamkeit der ganzen Klasse zu wecken, nicht nur die der ersten Reihe (Oberflächen-Ego-States). Mit Hypnose lässt sich eine Verbindung zwischen dem Problem und der Ursache des Problems herstellen. Wenn wir uns Matthews Persönlichkeit als sein Klassenzimmer voller Ego-States vorstellen, so stammt seine übertriebene Reaktion auf Kritik von einem unglücklichen Ego-State in einer der hinteren Reihen im Klassenzimmer. Solange dieser Teil von Matthew keine Auflösung erfährt, wird er immer wieder auf die gleiche unangemessene Weise auf Kritik reagieren.

Bedenken Sie, dass es bei einer nicht-hypnotischen Zugangstechnik auch ohne irgendeine Form der Induktion bei einem hochkonzentrierten Klienten zu einer spontanen Hypnose kommen kann. In einem solchen Fall sind weitere Ego-States zugänglich.

2.2.1 Hypnose

Ausführliche Erläuterungen der Hypnose, hypnotischer Induktionen und des Ablaufs einer Hypnose finden Sie in Fachbüchern zum Thema und in den entsprechenden Ausbildungseinrichtungen. Hier sei vor allem erwähnt, dass die Hypnose die Konzentration auf innere Vorgänge fördert und zu größerer innerer Bewusstheit führt.

Hypnose und Ego-State-Therapie haben eine symbiotische Beziehung: Sie verstärken sich gegenseitig. Ohne Hypnose stellt die Ego-State-Therapie zwar eine solide Theorie dar und bereichert das Instrumentarium therapeutischer Techniken, schafft aber keinen Zugang zu der ganzen Bandbreite an Ego-States.

2.2.2 Allgemeine Hinweise für Gespräche mit Ego-States

Beim Kontakt mit Ego-States sollte man einige Regeln beachten, wie man sie am besten anspricht. Bevor man lernt, mithilfe von Hypnose Kontakt mit Ego-States aufzunehmen, muss man sich diese Regeln bewusst machen und einige nützliche Aussagen und Fragen parat haben. Wenn wir noch einmal das Bild von der Schulklasse heranziehen, so könnte man sagen: „Gehen Sie nicht ins Klassenzimmer, ohne sich vorher zu überlegen, wie Sie die Schüler ansprechen."

Nachfolgend finden Sie einige hilfreiche Dialoge und Hinweise für die Arbeit mit Ego-States. Halten Sie sich nicht Wort für Wort an die Vorgaben, sondern agieren Sie im Gespräch mit Ego-States immer spontan. Außerdem sollten Sie in der Praxis die Form der Anrede flexibel handhaben. Im vorliegenden Text wird das „Du" als Anrede für alle Ego-States durchgehend verwendet. Die Dialogbeispiele für gute Ego-State-Therapie werden zunächst aufgelistet und dann einzeln erläutert.

- Wie darf ich dich nennen? Wie heißt du?
- Welche Funktion hast du?
- Wie alt fühlst du dich? Oder: Wie alt war (Name des Klienten), als du entstanden bist?
- Welche Bedürfnisse hast du?
- Welche anderen Teile kennst du?
- Ich möchte mit einem Teil sprechen, der dir gerne helfen würde.
- Sag „Ich bin da", wenn du bereit bist.
- Wo ordnest du das, was du gerade erlebst, auf einer Skala von 1 bis 100 ein?

- Ich wüsste gern, ob du genauer darstellen kannst, was du gerade erlebst.
- Geh zu der Zeit zurück, als du (momentan gefühltes Alter) warst und dieses Gefühl zum ersten Mal da war.
- Bist du in einem Haus oder im Freien?
- Bist du allein oder mit jemand anderem zusammen?
- Erzähl mir genau, was gerade passiert.
- Du sollst wissen, dass das nur eine Erinnerung ist.
- Sag, was du sagen möchtest.
- Möchten Sie, dass ich es ihm als Erster sage?
- Kannst du ihn bitten, dass er dich in den Arm nimmt?
- Was geschieht gerade?
- Ist es dir recht, wenn ich mit dem anderen Teil spreche?
- Danke, dass du mit mir gesprochen hast.
- Möchte ein Teil noch etwas sagen, bevor wir für heute Schluss machen?

Erläuterungen:

- *Wie darf ich dich nennen? Wie heißt du?*

Wenn Sie mit einem Ego-State sprechen, ist es sehr wichtig, einen Namen für diesen Anteil zu haben, damit Sie ihn immer wieder ansprechen können und der Anteil weiß, dass Sie ihn in die Exekutive rufen, um mit ihm zu reden. Außerdem brauchen Sie den Namen, um die anderen Ego-States nach diesem Anteil fragen zu können.

Bisweilen benennen sich Ego-States selbst nach der Rolle, die sie einnehmen. Ein intellektueller Ego-State bezeichnet sich womöglich als „Kopf". Ego-States können sich auch spontan Namen wie „Andy" oder „Amy" einfallen lassen. Normalerweise akzeptiere ich den angebotenen Namen ohne Rückfragen.

Ego-States können im Verlauf der Therapie auch umbenannt werden. Ich empfehle solche neuen Namen, wenn ein Klient einen Ego-State mit einer negativen Bezeichnung wie „Ängstlich" oder „Zerstörer" versieht. Wenn „Ängstlich" seine Angst aufgelöst hat, frage ich ihn, ob er weiterhin so genannt werden will oder ob er sich einen neuen Namen aussuchen möchte, der besser zu seinen Gefühlen passt. Meist wählen die Ego-States einen anderen Namen.

Wenn man einen Ego-State fragt, wie er genannt werden möchte, haben Klienten manchmal Schwierigkeiten, sich für eine Bezeichnung zu entscheiden. Sie können mit ihm über einen passenden Namen verhandeln. Der Name eines Ego-States sollte immer von diesem Ego-State kommen. Akzeptieren Sie Namen, die von anderen Ego-States vorgeschlagen werden, nur dann, wenn der so benannte Ego-State zustimmt. So kann ein Ego-State einen anderen als „Ärger“ betrachten, während sich dieser jedoch gar nicht als „Ärger“ sieht und auf diesen Namen nicht hören möchte.

Es ist wichtig, sich die Namen der Ego-States genau zu notieren und ihre Rolle, Schwächen und Stärken festzuhalten. Wenn ein Ego-State Informationen über andere Ego-States preisgibt, schreiben Sie sich auf, was Sie über die Beziehung zwischen den beiden erfahren. Manche Anteile verlassen sich aufeinander und arbeiten eng zusammen, während einige Ego-States von anderen nicht gemocht und als negativ betrachtet werden.

■ *Welche Funktion hast du?*

Statt „Welche Funktion hast du?“ könnten Sie auch Formulierungen wie „Was machst du normalerweise?“ oder „Welche Rolle hast du inne?“ benutzen. Es ist wichtig, die Funktion jedes einzelnen Ego-States festzuhalten, damit Sie sie bei Bedarf einbeziehen können. Ein Ego-State könnte angeben, dass seine Funktion darin besteht, den Menschen durch forsches Auftreten und Verteidigung im Fall eines Streites zu schützen. Dieser Ego-State könnte um Unterstützung gebeten werden, um einem Menschen zu angemessener Durchsetzungskraft zu verhelfen.

Es kommt vor, dass sich die Funktion eines Ego-States nachteilig auf einen Menschen auswirkt, z.B. ein Ego-State, der die Funktion hat, bei einer Frau für eine Migräneattacke zu sorgen, wenn sie „zu emotional“ wird. Wenn Sie die Funktion eines Ego-States kennen, lässt sie sich durch Verhandlungen verändern, sodass eine negative Rolle in eine positive umgewandelt oder die negative Wirkung zumindest verringert wird. Einem Ego-State mit einer negativen Rolle kann man bestätigen, dass er ein mächtiger und wichtiger Anteil ist und den Klienten auf positive Weise unterstützen kann. So wird dem Klienten geholfen und der Ego-State verdient sich den Respekt der anderen Ego-States.

■ *Wie alt fühlst du dich? Oder: Wie alt war (Name des Klienten), als du entstanden bist?*

Die Antwort auf diese Frage verrät normalerweise, wie alt der Klient war, als der Ego-State, mit dem Sie in Kontakt getreten sind, zum ersten Mal aufgetaucht ist. Falls ein Klient sehr erregt wirkt, stellen Sie diese Frage: „Wie alt fühlst du dich jetzt?“ Dies ist ein hilfreicher erster Schritt, um das ursprüngliche Trauma zu finden, das den Aufruhr der Gefühle verursacht.

Es ist nicht ungewöhnlich, dass ein Ego-State sagt, er wisse nicht, wie alt er sich fühlt. Er kann auch angeben, er sei älter als der Klient. Normalerweise wird ein recht junges Alter genannt, wenn der Ego-State bei der

Frage große Erregung zeigt. Wenn ein Ego-State sagt, er wisse nicht, wie alt er sich fühlt oder dass er sich so alt oder älter fühle als der Klient, schlage ich mit meinen Fragen normalerweise eine andere Richtung ein und verzichte auf die Bitte an den Ego-State, direkt zu dem Alter zurückzukehren, das seinem Gefühl entspricht.

Ego-States, die angeben, sie fühlten sich älter als der Klient, fügen oft hinzu, sie seien sehr müde. Auch ein Ego-State, der behauptet, aus einem „vergangenen Leben“ zu stammen, kann zur Auflösung von Traumata einbezogen werden. Dabei verwendet man die Techniken, die in Kapitel 3 beschrieben sind.

▪ *Welche Bedürfnisse hast du?*
Diese Frage ist besonders hilfreich. Wenn ein Ego-State einen unglücklichen Eindruck macht, können Sie ihn fragen: „Welche Bedürfnisse hast du?“ oder: „Was wurde dir helfen, dich besser zu fühlen?“ Wenn der Ego-State sagt, dass er in den Arm genommen werden will, können Sie bitten, mit einem Anteil sprechen zu dürfen, der diesem Ego-State helfen möchte, indem er ihn in den Arm nimmt. Wenn er Angst hat, können Sie ihn fragen, wovor er sich fürchtet, sodass er der Angst entgegentreten kann (z.B. einem Täter sagen, dass er verschwinden soll) und dann die benötigte Hilfe bekommt (z.B. von einem anderen Ego-State, der stark genug ist). Ego-States können sich gegenseitig helfen, indem sie sich fürsorglich um Anteile kümmern, die sich überfordert oder angegriffen fühlen, oder indem sie selbstbewussten Anteilen Erleichterung verschaffen, wenn sie enttäuscht sind und sich nicht trauen zu sagen, was sie denken.

▪ *Welche anderen Teile kennst du?*
Mit dieser Frage lassen sich Informationen sammeln, die entweder für das Erstellen einer Ego-State-Landkarte nützlich sind oder dem Therapeuten wichtiges Grundwissen für die Therapie vermitteln. So versteht er die innere Dynamik des Klienten und weiß, welche Ego-States er bei bestimmten Problemen um Hilfe bitten kann. Ego-States, die sich kennen und sich gegenseitig unterstützen, erweisen sich in der Therapie oftmals als hilfreich.

▪ *Ich möchte mit einem Teil sprechen, der dir gerne helfen würde.*
Wenn ein Bedürfnis eines Ego-States aufgedeckt wird, hat der Klient eine Auswahl an Ego-States zur Verfügung, die dieses Bedürfnis befriedigen können. Stellen Sie sich einen Ego-State vor, der klein ist und weint und sich alleingelassen fühlt. Die Aussage „Ich möchte mit einem Teil sprechen, der dir gerne helfen würde“ ruft einen Ego-State herbei, der nicht nur be-

reit ist zu helfen, sondern tatsächlich helfen will. Bloße Bereitschaft zu helfen reicht nicht aus, da ein Ego-State, der sich nicht wirklich an einer Aufgabe beteiligen möchte, seine Mitwirkung schon bald wieder aufkündigt. Ein Ego-State, der helfen will, tut dies normalerweise über einen längeren Zeitraum.

Um einen ängstlichen Kind-Anteil zu umsorgen, braucht man einen Ego-State, der gerne hegt und pflegt. Wenn ein starker Ego-State seine Hilfe anbietet, der solche „nährenden“ Aufgaben eher widerwillig übernimmt, kann man ihm herzlich für seine Bereitschaft danken und ihm sagen, dass man einen Ego-State braucht, der gerne helfen will. „Ich muss mit einem Teil sprechen, dem Kinder wichtig sind und der wirklich gern zu diesem Kind-Ego-State kommen würde.“ Es ist wichtig, dass der zu Hilfe eilende Ego-State wirklich helfen will und das auch gerne tut. Es reicht also nicht, wenn er lediglich signalisiert, dass er einverstanden ist. Ein Ego-State, der wirklich helfen will, wird diese Hilfe über einen langen Zeitraum gewähren. Ein Ego-State, der das Helfen als Problem betrachtet, hört meist nach kurzer Zeit wieder auf.

■ *Sag: „Ich bin da“, wenn du bereit bist.*
Wenn Sie einen Ego-State anrufen, mit dem Sie sprechen möchten, ist es wichtig, genau anzugeben, wie der Ego-State reagieren soll. Ohne eine solche Angabe ist der angesprochene Ego-State möglicherweise nicht sonderlich gesprächig. Wenn Sie gesagt haben: „Ich möchte mit einem Teil sprechen, der dir gerne helfen würde“, wird sich dieser Ego-State bewusst, dass Sie mit ihm reden wollen. Im nächsten Schritt informieren Sie ihn, wie er zu erkennen geben kann, dass er bereit ist zu sprechen. Wenn der Ego-State mit „Ich bin da.“ geantwortet hat, kann die Unterhaltung beginnen.

■ *Wo ordnest du das, was du gerade erlebst, auf einer Skala von 1 bis 100 ein?*
Diese Frage muss in ihrem Wortlaut an das angepasst werden, was der Klient gerade erlebt. Wenn ein Klient Angst verspürt, entweder in Form von emotionalem Aufruhr oder als physische Empfindung (z. B. als ein Gefühl der Enge im Hals), ist es wichtig, dass er in dieses Erleben involviert ist. Nur so lässt sich der Ursprung des Gefühls lokalisieren. Bevor Sie jedoch versuchen herauszufinden, woher eine Störung stammt, ist es wichtig, dass der Klient bedeutsame Affekte zeigt. Wenn Sie keine wesentlichen Affekte feststellen können, fragen Sie: „Wo würdest du das, was du gerade erlebst, auf einer Skala von 1 bis 100 einordnen?“ Je nach Gefühlslage des Klienten könnten Sie sie folgendermaßen anpassen: „Wo würdest du das Gefühl der Enge im Hals, das du gerade erlebst, auf einer Skala von 1

bis 100 einordnen?“ Stellen Sie dann die Frage, um die es im nächsten Abschnitt geht. Wenn bereits entscheidende Affekte erkennbar sind, erübrigen sich beide Fragen.

■ *Ich wüsste gern, ob du das, was du gerade erlebst, verstärken kannst.*
Wenn der oben beispielhaft genannte Klient ein Erlebensniveau von 70 beschreibt, könnten Sie die Frage folgendermaßen formulieren: „Das ist gut. Ich wüsste gern, ob du das Gefühl der Enge im Hals auf mehr als 70 erhöhen kannst. (Pause) Wie hoch ist es jetzt?“ Fahren Sie mit solchen Fragen fort, bis deutliche Affekte erkennbar sind.

■ *Geh zu der Zeit zurück, als du (momentan gefühltes Alter) warst und dieses Gefühl zum ersten Mal da war.*
Wenn der Klient erkennbare Auswirkungen zeigt, bietet sich die folgende Frage an: „Wie alt fühlst du dich gerade, mit diesem Gefühl der Enge in der Kehle?“ Wenn der Klient angibt, er fühle sich etwa sieben Jahre alt, sagen Sie: „Geh zu der Zeit, als du ungefähr sieben Jahre alt warst und diese Enge in der Kehle gespürt hast.“ Das führt den Klienten zum Ursprung des Problems. Trotzdem kann der Klient Hilfe bei dem Versuch brauchen, sich klarzuwerden, was gerade geschieht. Verwenden Sie dazu die nachfolgenden Fragen. (Affektbrücke)

■ *Bist du in einem Haus oder im Freien?*
Unmittelbar an die Frage des gefühlten Alters sollten Sie die Frage nach dem Aufenthaltsort anschließen: „Bist du in einem Haus oder im Freien?“ Normalerweise ist sich der Klient bewusst, ob er sich in einem Gebäude oder außerhalb eines Gebäudes befindet. Die Formulierung Ihrer Frage gibt ihm die Möglichkeit, sich auf das belastende Ereignis zu konzentrieren, ohne dass Sie eine Richtung vorgeben. Gehen Sie dann zur nächsten Frage über.

■ *Bist du allein oder mit jemand anderem zusammen?*
Diese Frage hilft dem Klienten, die ursprüngliche Störung noch genauer einzukreisen. Es passiert oft, dass ein Klient sehr emotional auf die Frage reagiert. Um diese Emotion auflösen zu können, muss er unbedingt Gelegenheit haben, sie voll und ganz zu spüren. Der Hypnotherapeut hat die Pflicht, einen Ausdruck der Emotion zu ermöglichen, unabhängig von ihrem Niveau. Wenn Sie sich nicht in der Lage sehen, einen Klienten zu begleiten, der einen starken Affekt erlebt, sollten Sie gar nicht erst mit diesem Fragenkatalog beginnen. Es ist besser, ein Trauma ruhen zu lassen, wenn es nicht verarbeitet und zur Auflösunggebracht werden kann.

■ *Erzähl mir genau, was gerade passiert.*
Der Klient kann nun genau die Ereignisse beschreiben, die die situative Neurose ausgelöst haben. Es ist besonders wichtig, dass er weiterhin in dem Ego-State bleibt, in dem er zur Zeit der Traumatisierung war. Die Frage an den Ego-State, wie Sie ihn nennen sollen, passt hier sehr gut. So können Sie den Ego-State zu einem späteren Zeitpunkt erneut bei diesem Namen nennen.

■ *Du sollst wissen, dass das nur eine Erinnerung ist.*
Bei einer Schilderung ihres Traumas können traumatisierte Ego-States sehr aufgewühlt reagieren. Oft zeigen sie Angst und starke Affekte. Es ist wichtig, dass die Ego-States sich in der Zeit erleben, in der sie traumatisiert wurden, um die Angst aufzulösen. Es gibt jedoch einige Möglichkeiten, diesen starken Affekt abzumildern, während die Auflösung vonstattengeht. Eine Bemerkung, die in diesem Stadium hilfreich sein kann, lautet: „Du sollst wissen, dass das nur eine Erinnerung ist. Es passiert nicht jetzt." Der traumatisierte Ego-State kann diesen Hinweis hören und verstehen.

Auch die folgenden Botschaften können in diesem Augenblick hilfreich sein: „Ich bin hier bei dir und werde nicht zulassen, dass dir etwas Schlimmes passiert" und/oder „Zwischen dir und ‚dem Gegner' steht eine dicke Glaswand und du kannst wirklich alles sagen, was du möchtest." Oft frage ich einen Klienten, ob es ihm recht ist, dass ich ihn am Ellenbogen berühre, um ihm zu signalisieren, dass ich ihm zur Seite stehe. Am Ellenbogen hat eine Berührung nichts Bedrohliches; einem Klienten zwei Finger auf den Ellenbogen zu legen kann ihm die Sicherheit vermitteln, dass ein Verbündeter bei ihm ist. Wenn es nötig ist, sage ich: „Ich bin hier bei dir und werde nicht zulassen, dass dir etwas Schlimmes passiert." Dabei verstärke ich vorübergehend den Druck auf den Ellenbogen. Ohne die Zustimmung des Klienten würde ich seinen Ellenbogen nicht berühren.

■ *Sag, was du sagen möchtest.*
Für einen Ego-State ist es sehr wichtig, dass er seine Gefühle in Worte fassen kann. Wenn der Ego-State Angst vor einem Introjekt hat, wird er so lange an dieser Angst festhalten, bis er sie in Worte gefasst hat. Einem Introjekt zu schildern, was er fühlt, bedeutet, dass Mut an die Stelle der Angst tritt. Ermutigen Sie Ego-States, das zu sagen, was sie fühlen. Sagen Sie ihnen aber nicht, was sie fühlen sollen, auch wenn oft klar erkennbar ist, was sie fühlen. Ein Ego-State, der Angst zeigt und dem Therapeuten erklärt hat, er habe „Angst, es ihm zu sagen", ist sich zweifelsohne dieser Angst bewusst, vermeidet aber, sich ihr auszusetzen.

Möchten Sie, dass ich es ihm als Erster sage?
Manchmal hat ein Ego-State zu große Angst und kann nicht mit einem aggressiven Introjekt sprechen. Wenn das der Fall ist, biete ich an, als Erster mit ihm zu sprechen. Was ich dabei sage, hängt von dem ab, wie der Klient mir die Situation geschildert hat. Bevor Sie sich direkt an ein Introjekt wenden, sollten Sie den Klienten fragen, ob er damit einverstanden ist: „Sie können es ihm sagen. Möchten Sie, dass ich es ihm als Erster sage?" Wenn Sie mit dem Introjekt selbst reden, erheben Sie die Stimme. Zeigen Sie dem Klienten, dass Sie keine Angst haben. Schlagen Sie einen strafenden Ton an: „Du hattest kein Recht, das zu tun, was du getan hast!" Sagen Sie dann zu Ihrem Klienten gewandt: „Okay, jetzt können Sie es ihm sagen. Sagen Sie, was Sie ihm sagen wollen."

Setzen Sie diese Ermutigung, Bedürfnisse in Worte zu fassen, so lange fort, bis der Klient Gefühle ausdrückt. Fragen Sie den Klienten auch, was nun passieren soll. Üblicherweise kommt darauf die Antwort, dass das Introjekt verschwinden soll. In diesem Fall sollte der Klient ermutigt werden, das Introjekt zum Gehen aufzufordern. Fragen Sie zwischendurch immer wieder: „Was passiert gerade"?

Wenn der Ego-State seine Befindlichkeit in Worte gefasst hat, stellen Sie noch einmal die Frage „Was brauchst du jetzt?" Alle Bedürfnisse, die jetzt noch vorhanden sind, lassen sich normalerweise durch andere Ego-States befriedigen, die diese Aufgabe gern und auf lange Sicht übernehmen möchten. Sie könnten sie mit der Frage „Ich möchte mit einem Teil sprechen, der gern helfen würde, indem er …" (siehe oben) ansprechen.

Kannst du ihn bitten, dass er dich in den Arm nimmt?
Wenn Sie einen Ego-State gefunden haben, der gern helfen würde, wäre eine übliche Frage an den schwächeren Ego-State: „Kannst du [den Ego-State, der gerne helfen möchte] bitten, dass er dich in den Arm nimmt?" Nach einer kurzen Pause fragen Sie dann: „Was passiert gerade?" Normalerweise kommt darauf eine sehr positive Antwort. Die Art der Frage hängt selbstverständlich von den Bedürfnissen des entsprechenden Ego-States ab. Gehen Sie auf jede Situation so ein, wie es die momentanen Bedürfnisse erforderlich machen, und halten Sie sich nicht einfach an den hier vorgegebenen Wortlaut.

Was geschieht gerade?
Dies ist eine besonders gute Frage, die in der Ego-State-Therapie in unterschiedlichen Situationen gestellt werden kann. Die Ego-State-Therapie ermöglicht es dem Therapeuten, den Bedürfnissen des Klienten nachzukommen, oder, um es genauer zu sagen, den Bedürfnissen der Ego-States

nachzukommen, denen eine Auflösung nutzt. Um zu wissen, welche Bedürfnisse vorhanden sind, muss sich der Therapeut ständig dessen bewusst sein, was der Klient erlebt. Der Verlauf der Therapie sollte sich nach den Bedürfnissen des Klienten richten und nicht möglichen analytischen Vermutungen des Therapeuten folgen. Mit der Frage „Was genau passiert gerade?“ ist der Therapeut immer auf dem neuesten Stand der Entwicklungen und kann sein weiteres Vorgehen auf die Antwort des Klienten abstimmen.

Die Frage „Was geschieht gerade?“ empfiehlt sich vor allem in zwei Situationen: wenn der Ursprung des Problems erkundet und wenn das Problem gelöst wird. Wenn Sie einem Klienten die Frage stellen, der unmittelbar erlebt, was gerade geschieht, bekommen Sie Informationen, die Sie bei den Fragen nach der Intensivierung des Gefühls einsetzen können. Die Frage ist in diesem Fall also ein Instrument, um den Ursprung des Problems aufzudecken (siehe „Wo ordnest du das, was du gerade erlebst, auf einer Skala von 1 bis 100 ein?“). Wenn Sie die Frage einem Ego-State stellen, der am Ursprung des Problems angekommen ist (und dabei normalerweise das Trauma durchlebt), können Sie entscheiden, auf welche Ressourcen Sie zurückgreifen sollten, um bei der Auflösung zu helfen.

■ *Ist es dir recht, wenn ich mit dem anderen Teil spreche?*

Denken Sie daran, die Namen aller Ego-States zu erfahren, mit denen Sie Kontakt haben. So können Sie sich direkt an Ego-States wenden, wenn es angebracht ist. Die Frage „Ist es dir recht, wenn ich mit dem anderen Teil spreche?“ könnten Sie stellen, wenn Sie z. B. mit einem siebenjährigen Ego-State namens „Kleiner“ geredet haben und nun mit einem erwachsenen und nährenden Ego-State namens „Nährer“ in Kontakt treten wollen. Sie sagen zu dem kindlichen Ego-State: „Danke, dass du mit mir gesprochen hast. Später möchte ich vielleicht noch einmal mit dir sprechen. Ist es dir recht, wenn ich jetzt mit Nährer spreche?“

Die Frage schafft ein Gefühl des Vertrauens und des Respekts und fördert eine tragfähige Beziehung. Wenn er respektvoll behandelt wird, ist der kindliche Ego-State „Kleiner“ eher bereit, an der Therapie mitzuwirken und zu sprechen, wenn er das nächste Mal angesprochen wird. Wenn ich eine Therapiesitzung beende, werfe ich einen Blick auf meine Notizen und bedanke mich namentlich bei allen Ego-States, mit denen ich in der Sitzung Kontakt hatte. Gleichzeitig erinnere ich sie an Aufgaben oder an Vereinbarungen, die sie getroffen haben.

■ *Danke, dass du mit mir gesprochen hast.*

Auch diese Frage wirkt vertrauensbildend und signalisiert Respekt und trägt so zu einer positiven Arbeitsbeziehung bei. (Siehe oben angeführte Bemerkungen.)

- *Möchte ein Teil noch etwas sagen, bevor wir für heute Schluss machen?* Es ist wichtig, zum Schluss zu überprüfen, ob sich ein Ego-State möglicherweise durch das, was in der Sitzung passiert ist, verletzt oder unwohl fühlt. Wenn ein Ego-State mit dem Verlauf der Sitzung nicht zufrieden ist, kann es sein, dass sich der Klient entweder sofort oder ein paar Stunden später schlecht gestimmt fühlt. Wenn Sie sich vergewissern, dass alle Anteile mit den erarbeiteten Veränderungen und Anpassungen einverstanden sind, wird der Klient in der Zeit bis zur nächsten Sitzung positiv gestimmt sein.

Die folgenden Grundregeln für gute Ego-State-Therapie werden zunächst aufgelistet und dann erläutert.

- Sprechen Sie jeden Ego-State direkt als Person an und unterstellen Sie nicht, dass ein Ego-State männlich oder weiblich ist, bevor Sie eine entsprechende Auskunft erhalten haben.
- Achten Sie auf spontane Wechsel von einem Ego-State zum anderen und geben Sie dem Ego-State, der nun in der Exekutive ist, zu verstehen, dass Sie ihn wahrnehmen.
- Zeigen Sie Respekt gegenüber allen Ego-States.
- Zeigen Sie im Gespräch mit einem Ego-State immer Respekt gegenüber den anderen Ego-States.
- Regen Sie einen inneren Dialog an und bringen Sie stärkere Ego-States dazu, schwächeren zu helfen.
- Ermuntern Sie Ego-States, Aufgaben zu verändern oder sie untereinander auszutauschen, wenn es angebracht ist.
- Erstellen Sie eine Landkarte der Ego-States und halten Sie fest, welche Ego-States miteinander kommunizieren können und welche nicht und welche Rolle sie innehaben. Die Ego-States, die Sie kennen, können Sie bei Bedarf um Hilfe bitten.

Erläuterung:

- *Sprechen Sie jeden Ego-State direkt als Person an und unterstellen Sie nicht, dass ein Ego-State männlich oder weiblich ist, bevor Sie eine entsprechende Auskunft erhalten haben.*

Wenn Sie mit einem Ego-State namens „Nährer" sprechen, formulieren Sie Ihre Sätze so, dass Sie ihn unmittelbar ansprechen: „Welche Rolle hast du? Wie alt fühlst du dich im Moment? Was hältst du davon, Nährer?" Vermeiden Sie Fragen, in denen Sie nicht unmittelbar in einen Dialog mit ihm eintreten, z. B. „Welche Funktion hat Nährer? Wie alt fühlt Nährer sich? Was hält Nährer davon?" Solche Formulierungen könnten dazu führen, dass ein Ego-State, der nicht Nährer ist, die Führung übernimmt und antwortet.

Es ist wichtig, dass Ego-States sich wahrgenommen fühlen. Möglicherweise sprechen sie nicht mit Ihnen, wenn Sie sie nicht zuerst und unmittelbar ansprechen. Zeigen Sie Interesse für das, was sie zu sagen haben, verhalten Sie sich immer respektvoll und sprechen Sie so mit ihnen, wie Sie selbst gerne angesprochen werden wollen.

Es ist zwar nicht üblich, aber durchaus nicht ungewöhnlich, dass ein Klient einen oder mehrere Ego-States des anderen Geschlechts hat. Gehen Sie daher nicht davon aus, dass ein Ego-State zwangsläufig männlich ist, weil Ihr Klient es ist. Normalerweise müssen Sie sich um das Geschlecht der Ego-States keine Gedanken machen. Ein Mann kann einen intuitiven Ego-State haben, der sich als weiblich zu erkennen gibt, und umgekehrt kann eine Frau einen selbstbewussten Anteil haben, der angibt männlich zu sein. Das ist kein Problem, Sie müssen nur daran denken, die Pronomen „er" und „sie" passend einzusetzen, wenn Sie über einen Ego-State sprechen.

- *Achten Sie auf spontane Wechsel von einem Ego-State zum anderen und geben Sie dem Ego-State, der nun in der Exekutive ist, zu verstehen, dass Sie ihn wahrnehmen.*

Wir wechseln oft von einem Ego-State zum anderen. Ein solcher Wechsel (auch „Switch" genannt) geschieht spontan, und zwar nicht nur im Alltag, sondern auch während einer Therapiesitzung. Es ist hilfreich, solche spontanen Wechsel in der Therapie zu erkennen, und mit etwas Erfahrung in der Arbeit mit Ego-States wird Ihnen das problemlos gelingen. Achten Sie genau auf das Affektniveau, das ein Ego-State erkennen lässt, und auf die intellektuelle Ausrichtung. Achten Sie außerdem darauf, ob sich Veränderungen in Nervosität, Angst, Wollen und Ton des Klienten zeigen. Eine erkennbare Veränderung kann auf einen Wechsel der Ego-States hindeuten.

Man kann solche Wechsel auch außerhalb therapeutischer Sitzungen feststellen. Wenn er sich jedoch zeigt, während Sie in einer Sitzung mit Ego-States arbeiten, sollten Sie dem neu in die Exekutive gelangten Anteil normalerweise zu verstehen geben, dass Sie seine Anwesenheit wahrnehmen. Dazu könnten Sie etwa die folgende Aussage machen: „Das ist jetzt nicht mehr Nährer, der da spricht, oder? Dies scheint ein nachdenklicherer Anteil zu sein." Der Klient wird darauf vermutlich mit „Nein, ich glaube, es ist nicht mehr Nährer" antworten. Dann könnten Sie nach einem Namen für den Ego-State fragen, mit dem Sie gerade sprechen, und sich der Frage zuwenden, warum er das Bedürfnis hat, exekutiv zu werden.

Nachdem Sie sich um die Bedürfnisse des neuen Ego-States gekümmert haben, werden Sie sich in vielen Fällen wieder dem Ego-State zuwenden wollen, mit dem Sie vor dem Wechsel im Gespräch waren. Die folgende Formulierung könnte als Überleitung dienen: „Danke, dass du mit mir gesprochen hast. Vielleicht möchte ich später noch einmal mit dir reden, aber im Moment würde ich gerne mit Nährer sprechen. Sag einfach: ‚Ich bin da', wenn du bereit bist."

Spontane Wechsel können zwar jederzeit in einer Ego-State-Therapie auftreten, meist passieren sie jedoch in der Anfangsphase einer Sitzung, vor allem in der ersten Sitzung, in der mit Ego-States gearbeitet wird. Wenn Sie sich immer wieder dem Ego-State zuwenden, der gerade exekutiv ist, helfen Sie ihm, bewusster zu werden und intensiver Anteil zu nehmen. Im Verlauf der Sitzung werden die Wechsel weniger spontan, weil die hypnotische Tiefe zunimmt und Tiefen-Ego-States exekutiv werden.

- *Zeigen Sie Respekt gegenüber allen Ego-States.*

Es ist sehr wichtig, die Ego-States mit Respekt zu behandeln. Um Auflösung und Veränderung zu fördern, liegt ein unschätzbarer Nutzen des Therapeuten in der Kooperation von Ego-States untereinander und in ihrer Kooperation mit ihm. Manche Ego-States haben zunächst Angst zu sprechen und fürchten bisweilen gar, dass der Therapeut versuchen wird, sie loszuwerden. Wenn ein Ego-State einen positiven Eindruck vom Therapeuten bekommt, wird er eher bereit sein, im Laufe der Therapie zu helfen. Vermeiden Sie Äußerungen wie: „Du bist aber wirklich schwierig." Oder: „Du solltest das nicht tun, was du tust". Bemühen Sie sich, allen Ego-States gegenüber Respekt zu zeigen.

Stellen Sie sich einen Ego-State vor, der maßgeblich daran beteiligt ist, dass eine Klientin Migräne bekommt. Es wäre schädlich zu sagen: „Sie braucht dich nicht. Ohne dich ginge es ihr besser." Solche Äußerungen würden vermutlich dazu führen, dass der Ego-State sich weigert, mit Ihnen zu sprechen. Er kann sich sogar verstecken und so tun, als sei er nicht da. Vielleicht befürchtet er, dass Sie versuchen würden, ihn zu vertreiben (was nicht möglich wäre). Ganz sicher würde Ihre Art, mit dem Ego-State zu reden, nicht dazu führen, dass er seine Rolle verändert, die ja darin besteht, bei der Klientin Migräne zu verursachen.

Die folgende Herangehensweise wäre besser: „Ich sehe, dass Du ein sehr starker Ego-State bist. Ich weiß, dass Du entstanden bist, um diesem Menschen zu helfen. Jetzt brauche ich deine Hilfe, um ihm zu helfen.“ Sie könnten auch sagen: „Ich weiß nicht, ob du es weißt, aber einige der Dinge, die du tust, tun diesem Menschen weh und bringen einige andere Anteile dazu, dass sie sich wünschen, du wärst nicht hier. Ich brauche deine Hilfe, und es wäre wirklich nett, wenn du so helfen könntest, dass die anderen Anteile dich dafür schätzen und mögen.“

Grundsätzlich sind alle Ego-States entstanden, um den Menschen zu schützen oder ihm zu nutzen. Es kann hilfreich sein, einen Ego-State an seinen ursprünglichen Daseinszweck (zu helfen) zu erinnern und ihn respektvoll um Hilfe für den Klienten zu bitten. Ego-States, die von anderen abgelehnt werden, werden sich zunächst einer Veränderung widersetzen und so tun, als sei es ihnen gleichgültig, was die anderen über sie denken oder wie sie zu ihnen stehen. Diese widerspenstige, hartnäckige Haltung löst sich unter dem Einfluss von Verhandlungen normalerweise auf (siehe Abschnitt 3.2.3). Wenn Ego-States lernen zu kooperieren, scheinen sie in ihrer neuen Rolle glücklicher zu sein. Die sichtbare Veränderung im Affekt kann dramatisch sein: Statt „kühlem Abstand“ zeigt sie „wertschätzende Gemeinschaftsarbeit“.

■ *Zeigen Sie im Gespräch mit einem Ego-State immer Respekt gegenüber den anderen Ego-States.*

Auf Lob oder Kritik reagieren Ego-States ebenso wie Menschen. Das ergibt intuitiv tatsächlich einen Sinn, denn unser Erleben von Menschen ist das Erleben ihrer ausführenden Ego-States. Es passiert häufig, dass ein Ego-State in der Therapie spricht und andere Ego-States dabei zuhören, vor allem, wenn sich die Unterhaltung um sie dreht. Daher ist es wichtig, in jedem Fall respektvoll über andere Ego-States zu sprechen, auch wenn sie in der Familie der Ego-States verheerende Schäden anrichten.

Stellen Sie sich vor, Sie äußern sich im Gespräch mit einem Kollegen abfällig über einen anderen Kollegen, der Ihre Äußerungen mithört. Von dem Kollegen, über den Sie hergezogen sind, würden Sie vermutlich keine gute Zusammenarbeit erwarten. Bei Ego-States verhält es sich genauso. Wenn unerfahrene Ego-State-Therapeuten hören, wie sich ein Ego-State über einen anderen beschwert, tappen sie leicht in die Falle, sich an der Klage über diesen chaotischen und schädlichen Ego-State zu beteiligen. Ein solches Vorgehen ist nicht förderlich für eine positive Auflösung von Problemen.

Es ist in Ordnung, sich die Klagen eines Ego-States über einen anderen anzuhören, es ist jedoch therapeutisch nicht sinnvoll, sich daran zu beteiligen. Stellen Sie sich vor, dass sich ein Ego-State über den „Kontrolleur“ beschwert, einen Ego-State, der zwanghaft immer wieder alles kontrolliert und viel Zeit und Energie in Anspruch nimmt. Er sagt: „Der Kontrolleur macht alles kaputt. Ich kann noch nicht einmal eine Stelle annehmen, weil ich nie pünktlich zur Arbeit komme. Am liebsten würde ich aufgeben.“ Eine gute Antwort wäre: „Ich verstehe, dass das schwer für dich ist. Es muss sehr frustrierend sein. Ich bin mir sicher, dass der Kontrolleur nicht ohne Grund so handelt. Mich würde es wirklich interessieren, was der Grund sein könnte. Es wäre gut, wenn wir einen Weg fänden, dass alle Ego-States einander helfen.“

Anfangs glauben viele Ego-States nicht, dass eine Lösung möglich ist. „Er hört bestimmt nicht auf Sie. Er will doch nur Ärger machen.“ Eine gute Antwort darauf wäre: „Manchmal erleben wir ja Überraschungen. Bist du einverstanden, wenn ich direkt mit Kontrolleur spreche und sehe, was wir auf die Beine stellen können?“

Zur Rolle des Therapeuten gehört es, sich vom Kampfgetümmel fernzuhalten. Es mag zunächst so aussehen, als wäre es vollkommen aussichtslos, die Ego-States dazu zu überreden, eine neue Funktion zu übernehmen oder einem anderen Ego-State mit einer anderen Einstellung zu begegnen. Erstaunlicherweise kann sich diese scheinbare Unnachgiebigkeit bei respektvollen und kreativen Verhandlungen auflösen.

- *Regen Sie einen inneren Dialog an und bringen Sie stärkere Ego-States dazu, schwächeren zu helfen.*

Der Dialog innerhalb der Familie der Ego-States ist eine faszinierende Besonderheit der Psyche. Einige Gruppen von Ego-States ziehen es vor, untereinander zusammenzuarbeiten und kaum mit anderen Ego-States oder anderen Gruppen von Ego-States zu kommunizieren. Manche der Tiefen-Ego-States wissen noch nicht einmal, dass es andere Ego-States gibt. Einige Anteile haben noch nie miteinander kommuniziert. In aller Regel betrachten einzelne Ego-States bestimmte als Verbündete, während sie andere nicht mögen. Wenn jemand sagt: „Ich wünschte, ich würde das nicht tun. Ich mag diesen Teil von mir nicht“, dann teilt ein Ego-State mit, dass er einen anderen Ego-State nicht mag. Wenn jemand sagt: „Wenn ich vor einer Gruppe stehe, ergreift irgendetwas die Kontrolle und ich kann Witze erzählen und werde richtig lebendig“, dann sagt ein Ego-State, dass er einen anderen Ego-State mag und respektiert. Wenn jemand sagt: „Sobald ich vor einer Gruppe stehe, ergreift irgendetwas die Kontrolle und ich kriege kein Wort mehr heraus. Es ist, als würde ich erstarren“, dann beobachtet ein Ego-State einen anderen Ego-State und kann nicht verstehen, was passiert.

Das Ziel der Ego-State-Therapie ist es, einen positiven inneren Dialog und den Respekt der Ego-States untereinander zu fördern. Für einen Menschen, bei dem einige Ego-States miteinander im Widerstreit liegen, sorgt dieser Zustand zumindest für große Verunsicherung. Wenn die Ego-States gut kommunizieren und zusammenarbeiten, fühlt sich der Klient im Reinen mit sich und hat Selbstvertrauen.

Es kommt vor, dass das Ziel der Therapie gar nichts mit der Auflösung von Traumata aus früheren Jahren zu tun hat. Das Ziel mag dann vielmehr darin liegen, den internen Dialog und die Kooperation der Ego-States zu fördern, ein gutes Zusammenspiel innerhalb der Familie der Ego-States zu erreichen. Man kann Anteile, die nie miteinander kommuniziert haben, einander vorstellen und nach entsprechenden Verhandlungen können sie zum Nutzen des Klienten zusammenwirken.

Es ist interessant, dass Ego-States, die einander vorgestellt wurden und gelernt haben, miteinander zu kommunizieren, diese Kommunikation aufrechterhalten. Jahre später kann man einen Klienten hypnotisieren und bekommt von diesen Ego-States die Rückmeldung, dass sie weiterhin in Kontakt sind. Für einen Klienten, der angibt, sich kaum an seine Kindheit zu erinnern, kann es von Nutzen sein, wenn man einen Kindheits-Ego-State einem Oberflächen-Ego-State vorstellt. Die andauernde Kommunikation macht es möglich, dass dem Oberflächen-Ego-State Erinnerungen ständig zugänglich sind.

Stellen Sie sich eine Klientin vor, die Schwierigkeiten hat, vor einer Gruppe zu sprechen. Wenn sie vor einer Gruppe steht, erstarrt sie und findet keine Worte. Der Ego-State, der in diesem Moment in der Exekutive ist, kommt nicht mit der Gruppe zurecht. Er fühlt sich überfordert und unfähig. Dieser Ego-State trägt den Namen „Nervös“. Dieselbe Klientin hat einen anderen Ego-State, der ganz entspannt kommunizieren kann, einen Ego-State, der gerne kommuniziert.

In diesem Fall steht der Therapeut vor der Wahl, einen anderen Anteil zu finden, der helfen kann, oder den Ursprung der Nervosität zu suchen. Beide Strategien können zum Erfolg führen. Vorzugsweise wird die Auflösung des ursprünglichen Traumas angestrebt, wie in Abschnitt 3.1 erläutert wird. Sich Hilfe von einem anderen Ego-State zu holen, ohne das ursprüngliche Trauma zu berühren, wirkt schneller, ist leichter und bringt effektiven Nutzen.

Therapeut: Ich würde gerne mit einem Anteil sprechen, der gern kommuniziert. Der beim Kommunizieren entspannt ist und gern Wissen weitergibt. Sag einfach: ‚Ich bin da‘, wenn du bereit bist zu sprechen.

Klientin: *(schweigt)*

Therapeut: Ich würde gerne mit einem Anteil sprechen, der einfach gern mit einer Freundin auf dem Sofa sitzt und redet, ein Anteil, der es mag, wenn man ihn hört. Sag einfach: ‚Ich bin da‘, wenn du bereit bist zu sprechen.

Klientin: Ja, ich bin da.
Therapeut: Danke, dass du mit mir sprichst. Wie darf ich dich nennen?
Klientin: *(mit klarer Stimme)* Du kannst mich Gesprächig nennen.
Therapeut: Danke, Gesprächig. Erzähl mir etwas über dich. Wann redest du gerne?
Klientin: Ich rede gerne mit Freundinnen, über alles Mögliche.
Therapeut: Das ist toll, Gesprächig. Hast du gehört, was Nervös erzählt hat? Dass sie nicht mit Leuten reden kann?
Klientin: Das habe ich gehört.
Therapeut: Es klingt so, als hättest du eine natürliche Begabung, das weiterzugeben, was du weißt. Wärest du bereit, bei der Kommunikation mit Gruppen zu helfen? Das wäre sehr hilfreich.
Klientin: Normalerweise rede ich nicht mit Gruppen.
Therapeut: Ich verstehe das, aber du kannst gut und deutlich kommunizieren. Das erkenne ich an der Art, wie du mit mir redest. Wenn ich dir helfen kann, die Informationen zu bekommen, die du weitergeben müsstest, würdest du dann gern helfen?
Klientin: Ja, solange ich weiß, was ich sagen soll, kann ich es sagen.
Therapeut: Das weiß ich sehr zu schätzen, Gesprächig. Danke, dass du mit mir gesprochen hast. Ich werde später noch einmal mit dir sprechen wollen. Ist es dir recht, wenn ich jetzt mit einem anderen Ego-State rede?
Klientin: Ja.
Therapeut: Nun möchte ich gern mit einem Ego-State sprechen, der die Informationen hat, die an die Gruppe weitergegeben werden soll. Ich möchte mit diesem belesenen und klugen Anteil sprechen, der Gedanken oder Informationen für die Weitergabe an die Gruppe hat. Sag einfach: ‚Ich bin da', wenn du bereit bist zu sprechen.
Klientin: Ich bin da.
Therapeut: Danke, dass du mit mir sprichst. Wie darf ich dich nennen?
Klientin: Ich bin die Bibliothekarin.
Therapeut: Dann kann ich dich also Bibliothekarin nennen?
Klientin: Ja.
Therapeut: Hast du zugehört, als ich mit Nervös und Gesprächig gesprochen habe?
Klientin: Ich habe zugehört.
Therapeut: Kennst du Nervös und Gesprächig?
Klientin: Ich kenne Nervös, aber Gesprächig kenne ich nicht sehr gut. Ich weiß, dass sie da war.
Therapeut: Was hältst du davon, dass Gesprächig beim Sprechen vor Gruppen eine größere Rolle spielt?
Klientin: Nervös macht das ganz sicher nicht gern. Ich bin immer ganz frus-

triert, wenn ich versuche, ihr Informationen zu geben. Sie erstarrt einfach und sagt kein Wort.

Therapeut: Also wäre es dir recht, wenn du Gesprächig die Informationen gibst und sie sie an die Gruppe weitergibt?

Klientin: Wenn sie bereit ist, das zu tun, bin ich sicher, dass sie es besser hinkriegt als Nervös.

Therapeut: Kannst du jetzt Kontakt mit Gesprächig aufnehmen und versuchen, das mit ihr auszuhandeln? Und dann bei Nervös nachfragen, ob sie einverstanden ist?

Klientin: Ich kann's versuchen.

Therapeut: Gut. Also, dann unterhaltet euch untereinander und sagt mir Bescheid, wenn ihr fertig seid.

Klientin: *(Pause)* Beide sind einverstanden. Nervös war froh, diese Aufgabe loszuwerden.

Therapeut: Das ist toll, Bibliothekarin. Du musst jetzt mehr mit Gesprächig kommunizieren, und ich glaube, dass du die Weitergabe deiner Informationen nicht mehr so frustrierend finden wirst. Würdest du das gerne tun?

Klientin: Ja, das kann ich tun.

Therapeut: Nochmals vielen Dank, Bibliothekarin. Ich würde jetzt gerne mit Gesprächig reden. Bist du da, Gesprächig?

Klientin: *(laut und klar)* Ich bin da.

Therapeut: Bist du mit dieser Abmachung einverstanden? Bist du bereit, mehr mit Bibliothekarin zu kommunizieren, um Informationen zu bekommen, wenn du vor Gruppen sprichst?

Klientin: Ja, sie hat gesagt, sie würde mir gern alle Informationen geben, die ich brauche. Das war es, was mir Sorgen gemacht hat. Ich wollte nicht vor all den Leuten stehen und nicht wissen, was ich sagen soll.

Therapeut: Gut. Wenn es jetzt also eine Gruppe gibt, vor der jemand sprechen muss, dann übernimmst du das Sprechen. Und Bibliothekarin hilft dir mit den Informationen.

Klientin: Ja, das kann ich tun.

Therapeut: Nochmals vielen Dank, Gesprächig. Jetzt würde ich gerne mit Nervös sprechen. Sag einfach: „Ich bin da", wenn du bereit bist zu sprechen.

Klientin: *(leise)* Ich bin da.

Therapeut: Bibliothekarin sagt, dass du mit der neuen Regelung zufrieden bist. Bist du bereit, die Aufgabe, vor Gruppen zu sprechen, aufzugeben?

Klientin: Ich wollte das sowieso nie machen. Wenn Gesprächig das machen will, kann sie es gerne tun.

Therapeut: Das ist gut. Ich möchte dir, Nervös, dafür danken, dass du so gut mitgeholfen hast, und ich möchte Bibliothekarin dafür danken, dass sie sich bereiterklärt, mehr mit Gesprächig zu kommunizieren, sodass Gesprächig vor Gruppen sprechen kann. Und ich möchte Gesprächig danken, weil sie bereit ist, diese Aufgabe zu übernehmen. Haben wir jetzt alles besprochen oder haben wir etwas übersehen? Jeder Anteil kann auf diese Frage antworten.

Klientin: *(keine Antwort)*

Therapeut: Stellen Sie sich nun vor, dass Sie vor einer großen Gruppe von Leuten stehen. Sie können ihre Gesichter sehen, und Sie wissen, dass sie erwarten, dass Sie zu ihnen sprechen. Wie fühlen Sie sich jetzt?

Klientin: *(lächelt)* Ich bin entspannt. Ich glaube, das schaffe ich.

- *Ermuntern Sie Ego-States, Aufgaben zu verändern oder sie untereinander auszutauschen, wenn es angebracht ist.*

Das oben angeführte Beispiel zeigt, wie ein Ego-State die Aufgabe eines anderen übernimmt. Dabei sind die Ego-States zumindest in diesem Fall froh, ihre ursprüngliche Rolle aufzugeben. In anderen Fällen sind Verhandlungen nötig.

Wenn ein Ego-State sich weigert, eine Funktion aufzugeben, ist es eine gute Idee, eine neue Rolle für ihn zu finden. So kann man einen Ego-State, der unangemessene Wut ausgedrückt hat, bitten, es einem durchsetzungsfähigen Ego-State zu erlauben, Gefühle angemessener zu zeigen. Dem wütenden Anteil versichert man, dass er immer noch ein sehr wichtiger Anteil ist und dass er als aggressiver Wut-Ego-State gebraucht wird, wenn der Mensch jemals in ernsthafte Gefahr gerät. Dabei ist es hilfreich, einen dritten Ego-State entscheiden zu lassen, wann der durchsetzungsfähige Ego-State gebraucht wird und wann der aggressive Ego-State aktiv werden muss. Ego-States, die in der Lage sind, starke Wut auszudrücken, können oft nicht gut beurteilen, wann sie die Führung übernehmen sollten.

- *Erstellen Sie eine Landkarte der Ego-States und halten Sie fest, welche Ego-States miteinander kommunizieren können und welche nicht und welche Rolle sie innehaben. Die Ego-States, die Sie kennen, können Sie bei Bedarf um Hilfe bitten.*

Es ist wichtig, dass Sie sich Notizen zu den Ego-States machen, mit denen Sie im Laufe einer Sitzung zu tun haben. Oft können Sie einen Ego-State ansprechen, der in Ihren Aufzeichnungen erwähnt ist, und am Ende einer Sitzung dienen die Notizen als Gedächtnisstütze, wenn Sie sich bei allen Ego-States bedanken, mit denen Sie zusammengearbeitet haben, und zusammenfassen, welche Vereinbarungen getroffen wurden. Landkarten von Ego-States zu erstellen, ist auch hilfreich, um Klienten ein besseres Verständnis ihrer Stärken zu vermitteln und ihre Fähigkeit zu fördern, sie zu nutzen (siehe Abschnitt 3.3.1). Manche Therapeuten sind für ihre Ego-

State-Landkarten bekannt und haben viele Klienten, die nach größerer persönlicher Bewusstheit und Ganzheit streben.

Die Fähigkeit, Ego-States kennenzulernen und sie anzusprechen, lässt sich in vielen Bereichen einsetzen. Dazu gehören Sportpsychologie, Vorbereitung und Ablegen von Prüfungen, öffentliche Auftritte, Kindererziehung und Zusammensein mit anderen Menschen.

2.2.3 Die dichotome Zugangsmethode zu Ego-States

Eine der einfachsten Möglichkeiten, unter Hypnose Zugang zu einzelnen Ego-States zu bekommen, ist die dichotome Methode. Dabei bringt der Therapeut Ego-States, die er bei früheren Gelegenheiten identifiziert und angesprochen hat, während der Hypnose einen nach dem anderen in die Exekutive. Der Ablauf lässt sich in acht Schritten darstellen, die hier zunächst aufgelistet und später erläutert werden.

1. Befragen Sie den Klienten und ermitteln Sie wenigstens zwei der Gefühlszustände des Klienten.
2. Stellen Sie ihm die Ego-State-Therapie vor und erklären Sie ihm, dass wir aus einzelnen Gemützuständen bestehen.
3. Hypnotisieren Sie den Klienten und bitten Sie darum, nur mit dem Anteil sprechen zu dürfen, der z.B. „das Gefühl hat, bei der Arbeit alles im Griff zu haben".
4. Achten Sie auf den automatischen Wechsel der Ego-States.
5. Fragen Sie jeden Ego-State am Ende des Gesprächs, wie Sie ihn nennen sollen, damit Sie wissen, wie Sie ihn bei Bedarf ansprechen können.
6. Danken Sie dem Ego-State dafür, dass er mit Ihnen gesprochen hat und bitten Sie ihn um Erlaubnis, mit dem nächsten Ego-State zu sprechen.
7. Bauen Sie das Gespräch mit dem nächsten Ego-State nach demselben Muster auf.
8. Nachdem Sie den Klienten ein paarmal zwischen einzelnen Ego-States haben wechseln lassen, können auch andere Ego-States in das Gespräch einbezogen werden.

Erläuterung:

1. Befragen Sie den Klienten und ermitteln Sie wenigstens zwei der Gemützustände des Klienten.

Sprechen Sie vor der Hypnose mit dem Klienten über mindestens zwei Ego-States, z. B. über den Ego-State, der das Gefühl hat, sich im Umgang mit Kindern nicht durchsetzen zu können, und dem Ego-State, der das Gefühl hat, im Job alles im Griff zu haben. Dabei sollte es sich um ureigenste Ego-States des Klienten handeln. Sammeln Sie Informationen über diese Anteile und versuchen Sie herauszufinden, wann und mit wem er sie erlebt, was er dabei fühlt und welche sensorischen Wahrnehmungen mit diesen Ego-States einhergehen. Diese Informationen machen es Ihnen möglich, dem Klienten unter Hypnose zu helfen, in das Erleben des Ego-State hineinzugehen.

2. Stellen Sie ihm die Ego-State-Therapie vor und erklären Sie ihm, dass wir aus einzelnen Gemütszuständen bestehen.
Erklären Sie dem Klienten, wie wir den Wechsel von einem Ego-State zum anderen für gewöhnlich vollziehen und warum es wichtig ist, mit jedem Ego-State allein arbeiten zu können. Vergewissern Sie sich, dass der Klient Ego-States als etwas Normales betrachtet und weiß, dass wir alle aus solchen Ego-States bestehen.

3. Hypnotisieren Sie den Klienten und bitten Sie darum, nur mit dem Anteil sprechen zu dürfen, der z. B. „das Gefühl hat, bei der Arbeit alles im Griff zu haben".
Um dem Klienten in den Ego-State zu helfen, stützen Sie sich auf die Informationen, die Sie im ersten Schritt gesammelt haben. Wenn Sie mit Worten ein passendes Bild erzeugen, fällt es dem Klienten vielleicht leichter, in den Ego-State zu kommen, mit dem Sie sprechen wollen. Dabei könnten Sie dieselben Adjektive verwenden, mit denen der Klient seine Arbeit beschrieben hat. Möglicherweise können Sie auch sensorische Wahrnehmungen mit einflechten. Schildern Sie, von wo das Licht ins Büro scheint, wie sich die Schreibtischplatte anfühlt, welche Emotionen mit diesem Ego-State verbunden sind. All diese Informationen stammen aus Ihrem Gespräch mit dem Klienten vor der Hypnose.

4. Achten Sie auf den automatischen Wechsel der Ego-States.
Bei Klienten, die zum ersten Mal zwischen einzelnen Ego-States unterscheiden, mischt sich oft ein kognitiver oder vernunftbetonter Ego-State ein. Wenn das passiert, spiegeln Sie dem Klienten Ihre Wahrnehmung: „Das scheint ein anderer Teil von Ihnen zu sein, der da spricht. Im Moment möchte ich eigentlich mit dem Anteil sprechen, der das Gefühl hat, bei der Arbeit alles im Griff zu haben." Eine andere Möglichkeit wäre, mit dem Ego-State zu sprechen, der sich „vorgedrängt" hat, und ihn zu fragen, was er zum Ausdruck bringen muss.

5. Fragen Sie jeden Ego-State am Ende des Gesprächs, wie Sie ihn nennen sollen, damit Sie wissen, wie Sie ihn bei Bedarf ansprechen können.
Manchmal hat ein Ego-State Probleme, einen Namen zu nennen. Sie können selbst Vorschläge machen und sich dabei auf das stützen, was der Klient Ihnen über seine Funktion gesagt hat. Wenn ein Ego-State z. B. angibt, seine Rolle bestünde darin, „jederzeit das zu sagen, was der Klient sagen will", könnten Sie ihn fragen, ob er „Durchsetzungsstark" genannt werden will.

6. Danken Sie dem Ego-State dafür, dass er mit Ihnen gesprochen hat und bitten Sie ihn um Erlaubnis, mit dem nächsten Ego-State zu sprechen.
„Ich weiß es zu schätzen, dass du mit mir gesprochen hast. Bist du damit einverstanden, dass ich jetzt mit dem Anteil spreche, der manchmal das Gefühl hat, sich im Umgang mit Kindern nicht durchsetzen zu können?"

7. Bauen Sie das Gespräch mit dem nächsten Ego-State nach demselben Muster auf.
„Manchmal sind Sie zu Hause in der Küche, und die Kinder hören nicht auf Sie. Während Sie kochen, versuchen Sie, die Kinder dazu zu bringen, Ihnen zuzuhören, aber sie tun so, als seien Sie gar nicht da. Ich würde gerne direkt mit dem Teil von Ihnen sprechen, der das Gefühl hat, sich nicht durchsetzen zu können." Hier stützen Sie sich wieder auf Informationen, die Sie im Gespräch mit dem Klienten vor der Hypnose gesammelt und festgehalten haben.

8. Nachdem Sie den Klienten ein paarmal zwischen einzelnen Ego-States haben wechseln lassen, können auch andere Ego-States in das Gespräch einbezogen werden.
„Sag mir genau, wie du dich jetzt fühlst." Auf diese Aufforderung reagieren viele Ego-States damit, dass sie ihr Redebedürfnis zum Ausdruck bringen. Sie können auch die Bitte äußern, mit einem Ego-State zu sprechen, der etwas mit dem Konsultationsgrund zu tun hat (oder etwas darüber weiß). Sagen Sie z. B.: „Als Sie hierherkamen, sagten Sie, dass Sie Probleme mit Ihrer Wut haben. Ich würde gern mit dem Teil von Ihnen sprechen, der manchmal richtig wütend wird, also mit dem Teil, der sehr laut werden und sich wahnsinnig aufregen kann." Wenn Sie bereit sind zu sprechen, sagen Sie einfach: ‚Ich bin da'."

2.2.4 Zugang zu gesprächsunwilligen Ego-States

Der Zugang zu gesprächsunwilligen Ego-States ist einer der schwierigsten Aspekte der State-Therapie. Manchmal gelingt es nicht, Kontakt mit dem behandlungsbedürftigen Ego-State aufzunehmen. Es gibt einige Techniken, die eine Kommunikation selbst mit den Ego-States ermöglichen, die sich hartnäckig sträuben. Bisweilen hat ein Klient einen Ego-State, dessen Existenz geleugnet wird. Wenn der Klient z.B. mit dem Rauchen aufhören will und Schwierigkeiten hat, diese Absicht umzusetzen, dann gibt es einen Ego-State, der rauchen möchte oder gerne raucht. Auf die Bitte: „Ich möchte mit einem Teil von Ihnen sprechen, der manchmal eine Zigarette will“, könnte dieser Klient antworten: „Ich habe keinen Teil, der rauchen will.“ Wenn kein Teil (Ego-State) jemals eine Zigarette hätte rauchen wollen, dann wäre der Klient kein Raucher.

Ein weiteres Beispiel: Wenn er aufgefordert wird, vor einer Gruppe zu sprechen, wird ein Klient derart nervös, dass er Probleme hat, Worte zu finden. Wenn dieser nervöse Ego-State die Führung übernimmt, zeigt der Klient eine nervöse Anspannung. Spricht der Klient entspannt und voller Selbstbewusstsein, bedeutet das, dass der nervöse Ego-State, der Aufmerksamkeit braucht, noch nicht in der Exekutive ist.

Dass Ego-States sich weigern, es schwierig finden oder vielleicht nicht in der Lage sind zu sprechen, kann unterschiedliche Gründe haben.

1. Die Hypnose ist nicht tief genug.
2. Der Ego-State, der gerade in der Exekutive ist, möchte diese Position nicht aufgeben.
3. Der gewünschte Ego-State glaubt, dass der Therapeut ihn nicht mag.
4. Der gewünschte Ego-State glaubt, dass der Therapeut ihn loswerden will.
5. Der gewünschte Ego-State kommuniziert nicht mit dem Ego-State, der momentan in der Exekutive ist.
6. Der gewünschte Ego-State hört nicht zu.
7. Der gewünschte Ego-State weiß nicht, dass er sprechen kann.
8. Der gewünschte Ego-State kann nicht sprechen.
9. Ein anderer Ego-State versucht zu verhindern, dass der Therapeut mit dem gewünschten Ego-State spricht, um ihn vor Schmerzen zu schützen.

Erläuterung:

1. Die Hypnose ist nicht tief genug.
Der häufigste Grund, weshalb Ego-States nicht die Führung übernehmen und sprechen, liegt in der Tiefe der hypnotischen Trance. Ohne Hypnose oder bei einem leichten Hypnosezustand sind nur die Oberflächen-Ego-States zugänglich (siehe Abschnitt 1.1.2). Manche Ego-States brauchen einen tieferen Hypnosezustand, um exekutiv zu werden. Für einen großen Teil der Arbeit mit Ego-States ist es nicht nötig, den Klienten in eine tiefe Hypnose zu versetzen. Forschungen zeigen jedoch, dass praktisch jeder Klient mithilfe guter indirekter Induktion einen tiefen Hypnosezustand erreichen kann (Fricton/Roth 1985). Es gibt mehrere gute Methoden, mit denen man den Hypnosezustand vertiefen kann, wenn er nicht tief genug zu sein scheint.

2. Der Ego-State, der gerade in der Exekutive ist, möchte diese Position nicht aufgeben.
Möglicherweise hat der Klient einen Ego-State, den die Aussicht nervös macht, die Führungsrolle aufzugeben. Es kann sein, dass ein solcher Ego-State zunächst die Existenz weiterer Ego-States leugnet und es für sicherer hält, an der Führung festzuhalten. Dieser ausführende Ego-State hat vielleicht Angst vor dem, was in Tiefen-Ego-States aufgedeckt werden könnte. In einem solchen Fall sage ich meist: „Ich möchte diesem schützenden Ego-State mitteilen, dass ich die Arbeit zu schätzen weiß, die du leistest, wenn du diesen Menschen beschützt. Ich weiß auch, dass diese Arbeit ermüdend sein muss. Bestimmt wäre es schön, ausruhen zu können, wenn du weißt, dass es sicher ist, wenn jemand anderer helfen kann, auf die verletzlicheren Teile aufzupassen. Du weißt, dass ich hier bin, um zu helfen, und du kannst ebenfalls helfen, indem du eine wohlverdiente Pause einlegst, während ich mit einigen anderen Teilen spreche. Es ist okay, wenn du trotz deiner Ruhepause in Bereitschaft bist, zurückzukommen und diesen Menschen zu beschützen, wenn es nötig sein sollte. Dieser Mensch hat jetzt die Chance einer echten Entlastung und du kannst mithelfen, indem du dich einfach ausruhst. Während du im Hintergrund zuhörst, würde ich jetzt gerne direkt mit dem [gewünschten Ego-State] sprechen. Wenn du bereit bist zu sprechen, sag einfach: ‚Ich bin da'."

3. Der gewünschte Ego-State glaubt, dass der Therapeut ihn nicht mag.
Es ist wichtig, immer respektvoll mit und über alle Ego-States zu sprechen. Wenn Sie sich einem Ego-State gegenüber negativ über einen anderen Ego-State äußern, kann es sein, dass er nicht bereit ist, mit Ihnen zu sprechen,

wenn Sie ihn darum bitten. Dann geht er nicht in die Exekutive. Selbst wenn Sie stets voller Respekt von ihm sprechen, kann er zu dem Schluss kommen, dass Sie ihn aufgrund seiner Rolle nicht mögen. Wenn Sie einen solchen Ego-State in die Exekutive rufen, kann es hilfreich sein zu betonen, wie wichtig dieser Ego-State ist und dass Sie seine Hilfe benötigen: „Ich würde gern mit dem Ego-State sprechen, der manchmal sehr wütend wird. Ich weiß, dass du sehr stark bist, und ich weiß, dass du dein Bestes tust, um diesen Menschen zu beschützen. Du hast eine sehr wichtige Rolle inne. Ich weiß, dass du tust, was du kannst, um diesem Menschen zu helfen, und ich brauche deine Hilfe, damit wir ihm nun gemeinsam helfen können. Wenn du bereit bist zu sprechen, sag einfach: ‚Ich bin da'."

4. Der gewünschte Ego-State glaubt, dass der Therapeut ihn loswerden will.
Ich habe es ein paarmal erlebt, dass ein Ego-State Angst hatte, ich wollte ihn loswerden. Diese Angst wird manchmal als Grund dafür angegeben, dass Ego-States nicht sprechen wollen. Es kommt auch vor, dass ich einen gewünschten Ego-State in die Exekutive rufe und mir ein anderer Ego-State mitteilt: „Er hat Angst, dass du ihn verjagen wirst." Es ist nicht ungewöhnlich, dass ein zweiter Ego-State die Rolle des Sprechers schlüpft. Wenn das der Fall ist, rede ich so lange weiter mit dem vermittelnden Ego-State, bis der gewünschte Ego-State es leid ist, sich mit mir über diesen Vermittler zu unterhalten und sich unmittelbar mit mir unterhält. Wenn ein Ego-State befürchtet, dass ich ihn fortjagen könnte, erwidere ich meist: „Ich möchte nicht, dass du verschwindest. Du bist sehr wichtig, und ich brauche dich, um diesem Menschen zu helfen. Ich brauche deine Hilfe. Du hast Kraft und Energie, und das kann sehr nützlich sein. Diese Eigenschaften wollen wir nicht verlieren. Wirst du mir helfen? Wenn du bereit bist, sag einfach: ‚Ich bin da'."

5. Der gewünschte Ego-State kommuniziert nicht mit dem Ego-State, der momentan in der Exekutive ist.
Gehen wir noch einmal zu dem Bild der Schulklasse zurück, die die Familie der Ego-States in einem Menschen verkörpern. Ebenso wie sich Gruppen von Schülern innerhalb einer Klasse gut kennen, haben auch Gruppen von Ego-States untereinander guten Kontakt. Wenn Sie mit einem Ego-State sprechen, der mit dem gewünschten Ego-State vertraut ist, ist es normalerweise ganz einfach, die Kommunikation von einem Ego-State zum anderen zu übertragen. Wenn Sie jedoch mit einem Ego-State sprechen, der kaum oder gar keine Verbindung mit dem gewünschten Anteil hat, ist es schwieriger, den gewünschten Ego-State zu rufen. Normalerweise sage ich in solchen Fällen: „Ich möchte mit dem Ego-State sprechen, der etwas

mit der Trödelei zu tun hat. Du bist vielleicht im Hintergrund, also musst du möglicherweise genau zuhören. Wenn es einen anderen Ego-State gibt, der den Ego-State kennt, der etwas mit dem Trödeln zu tun hat, möge er bitte helfen, die Aufmerksamkeit dieses Ego-States zu wecken. Ich möchte mit einem Ego-State sprechen, der etwas über das Trödeln weiß, oder mit einem, der etwas über diesen Ego-State weiß. Wenn du bereit bist, sag einfach: ‚Ich bin da'."

6. Der gewünschte Ego-State hört nicht zu.
Dass ein Ego-State nicht zuhört, kann unterschiedliche Gründe haben. Vielleicht ist er weit entfernt von den Ego-States, mit denen Sie gesprochen haben, so wie es unter Punkt 5 beschrieben ist. Vielleicht weiß er nicht, dass er sprechen kann, wie es unter Punkt 7 ausgeführt wird. Vielleicht meint er, er könnte die Sprache nicht verstehen, die Sie sprechen. Bisweilen kommt es vor, dass die frühen Ego-States eines Klienten, der mit einer anderen Muttersprache aufgewachsen ist, davon ausgehen, dass sie sich nicht unterhalten können. Sie können sich mit einem Ego-State behelfen, der als Dolmetscher fungiert, merken aber oft auch, dass sie sich in der Sprache unterhalten können, in der Sie mit dem Klienten sprechen. Sie müssen es meist nur versuchen. Normalerweise übernimmt ein anderer Ego-State die Rolle des Dolmetschers, doch nach einigen Sätzen übernimmt der gewünschte Ego-State selbst und verständigt sich durchaus angemessen in der fremden Sprache.

7. Der gewünschte Ego-State weiß nicht, dass er sprechen kann.
Manche Ego-States geben an, Säuglinge zu sein, die noch nicht sprechen können. Andere Ego-States merken, dass der Säuglings-Ego-State etwas sagen will, und bieten sich als „Dolmetscher" an. Nach einiger Zeit lässt sich der Säuglings-Ego-State meist mit der Bemerkung zum Sprechen bringen, dass er reden kann, auch wenn er es als Säugling noch nicht konnte. Die Vermittlung über einen Dolmetscher ist möglich, doch ein unmittelbares Gespräch mit Ego-States ist förderlicher für die Behandlung des Klienten.
Auch Fingersignale (ideomotorische Fingersignale) lassen sich zu Beginn eines Kontakts mit einem Ego-State einsetzen, bevor Sie ihn bitten, die Kommunikation sprachlich weiterzuführen. „Ich bin an dem Ego-State interessiert, der etwas über die Entstehung der Zwangsstörung weiß. Wenn dieser Ego-State mich hören kann, heben Sie bitte den Zeigefinger der rechten Hand." Wenn der Zeigefinger hochgeht: „Das ist gut, ich sehe, dass du mich hören kannst. Ich würde gerne direkt mit dir sprechen. Wenn du bereit bist zu sprechen, sag einfach: ‚Ich bin da'."

8. Der gewünschte Ego-State kann nicht sprechen.
Wenn alle Bemühungen, in ein direktes Gespräch mit einem Ego-State zu kommen, fehlgeschlagen sind, nutzen Sie die Dienste eines Ego-States, der als Dolmetscher fungiert, oder arbeiten Sie mit den ideomotorischen Fingersignalen. Es ist nicht die beste Art, mit einem Ego-State zu sprechen, der in eine Behandlung eingebunden werden soll. Sie kann aber zu einem bestimmten Zeitpunkt die einzig verfügbare sein. Wenn Sie diese Kommunikationsmethode in einer Sitzung eingesetzt haben, können Sie am Ende der Sitzung vorschlagen, dass der Ego-State, der nicht reden konnte, es vor der nächsten Sitzung lernt. Andere Ego-States könnten ihm dabei helfen.

9. Ein anderer Ego-State versucht zu verhindern, dass der Therapeut mit dem gewünschten Ego-State spricht, um ihn vor Schmerzen zu schützen.
Oft werden schwache Ego-States durch andere Ego-States beschützt. Diese Beschützer-Ego-States sind nützlich und notwendig, sie können aber auch den Zugang zu Ego-States versperren, die Hilfe brauchen. Es gibt unterschiedliche Möglichkeiten, diese Blockade zu umgehen. Dazu gehört die Methode, die unter Punkt 2 erläutert wird (Der Ego-State, der gerade in der Exekutive ist, möchte diese Position nicht aufgeben). Im folgenden Kapitel wird die Arbeit mit Beschützer-Ego-States ebenfalls thematisiert (siehe Abschnitt 3.1.4).

3 Einsatz von Ego-States in der Therapie

In diesem Kapitel geht es um einige Anwendungsmöglichkeiten der Ego-State-Therapie und darum, wie sich das Konzept dieser Therapieform praktisch umsetzen lässt. Anhand von Beispielen werden die therapeutischen Techniken näher erläutert.

Die Ego-State-Therapie ermöglicht sowohl dem Therapeuten als auch dem Klienten einen nahezu vollständigen Zugang zu unterschiedlichen Teilen der Persönlichkeit. Dadurch werden positive Veränderungen leichter und schneller herbeigeführt. Um einem Klienten zu helfen, der Probleme bei der Bewältigung von Aggressionen hat, ist es viel wirkungsvoller, direkt mit dem Ego-State zu sprechen, der Wut zum Ausdruck bringt. Wenn Sie mit einem intellektuellen Ego-State über Aggressionen oder über eine Situation sprechen, in der der Klient wütend war, ist es so, als würden Sie mit einem Schüler einer Klasse über das Verhalten eines anderen Schülers sprechen. Um an seinem Verhalten etwas zu ändern, wäre es produktiver, unmittelbar mit dem Schüler zu reden, der Probleme hat. Bei der Arbeit mit Ego-States empfiehlt sich eine vergleichbare Vorgehensweise: Um etwas gegen unerwünschte Symptome zu unternehmen, ist es produktiver, direkt mit dem Ego-State zu reden, der mit diesen unerwünschten Symptomen zu tun hat.

Manche Therapeuten haben gelernt, sich Zugang zu einem hilfsbedürftigen Ego-State zu verschaffen, ohne je von der Ego-State-Therapie gehört zu haben. Oft ist es der wütende Ego-State, der die Führung übernimmt, wenn man einen Klienten bittet, genau zu beschreiben, was passiert, wenn die Wut einen unangemessenen Ausdruck findet, oder wenn man ihn auffordert, eine entsprechende Situation und den dabei aufgetretenen Affekt genau zu schildern. Bei solchen Gelegenheiten können gute therapeutische Veränderungen eintreten.

Wenn ein Ego-State Trauma, Schmerz, Wut, Frustration oder Verletzung in sich trägt, kann diese giftige Last ein erfülltes und erfolgreiches Leben verhindern. Die Last kann sich in Form von physischen Symptomen, Krankheiten, Kopfschmerzen oder anderen hysterischen Symptomen bemerkbar machen. Sie kann sich auch psychisch zeigen, und zwar in Form von Neurosen. Die Furcht davor, sich dieser unbewältigten Last zu stellen, kann einen Menschen am Zugang zu liebevollen und nützlichen Ego-States hindern. Diese verletzlichen, liebevollen Anteile die Führung übernehmen zu lassen wäre zu angsteinflößend.

3.1 Traumaverarbeitung

Alles, was wir tun, ist mit einem Grund verknüpft. Wenn wir bewusst unangemessen auf eine Situation reagieren, liegt die Ursache in einem nicht verarbeiteten Trauma in der Familie der Ego-States. Für die Traumaverarbeitung gilt keine „Verjährungsfrist". Ein Trauma kann Jahre nach dem auslösenden Ereignis aufgearbeitet werden, und obwohl das Geschehene möglicherweise unverändert als negativ empfunden wird, muss sich diese Tatsache nicht störend auf die aktuelle Lebensweise auswirken. Wo eine Wunde war, ist nun eine Narbe. Eine Narbe ist eine Erinnerung an eine Wunde, die verheilt ist. Ein nicht verarbeitetes Trauma ist eine Wunde, die nicht verheilt ist. Traumata lassen sich ausfindig machen, verarbeiten und heilen. Das Wissen um das Ereignis verschwindet damit nicht, doch die Störungen, die von einem nicht verheilten, nicht verarbeiteten Trauma ausgehen, machen der Fähigkeit Platz, physisch und emotional angemessen auf eine vorhandene Situation zu reagieren.

3.1.1 Abreaktionen

Als Abreaktion versteht man im Rahmen einer Therapie eine negative emotionale oder körperliche Reaktion, die mit einem in der Vergangenheit entstandenen Trauma zusammenhängt. Abreaktionen können während der Arbeit an einem Trauma auftreten. In der Ego-State-Therapie wird nicht das Erleben einer Abreaktion als therapeutisch betrachtet, sondern die Auflösung des Traumas, die oft mit einer Abreaktion einhergeht.

Abreaktionen können sich in Form von plötzlich auftretendem heftigem Weinen oder großer Angst oder einer physischen Bewegung des Klienten zeigen, die nichts mit der aktuellen Situation zu hat: Seine Hand beginnt zu zucken oder er drückt sich tiefer in den Stuhl, in eine scheinbar sicherere Position. Auch lautes Rufen oder Schreien, normalerweise erkennbar ausgelöst durch Furcht, deuten auf Abreaktionen hin.

Wenn mit Ego-States gearbeitet werden soll, ist es wichtig, dass der Therapeut in Zeiten emotionaler Auflösung dem Klienten weiterhin helfend und aufmerksam zur Seite steht. Bei der Arbeit mit Ego-States kann es passieren, dass der Klient rasch vom Trauma der Abreaktion in einen Zustand wechselt, in dem er das Gefühl hat, seinen Problemen Ausdruck verliehen zu haben, und sich selbstkompetent und ruhig fühlt. Es ist schön, an einer solchen Veränderung teilzuhaben und zu begreifen, dass das giftige Trauma als Auslöser der Abreaktion zusammen mit allen damit verbundenen neurotischen Reaktionen oder Panikattacken einem Gefühl des Friedens und der Selbstkompetenz Platz gemacht hat. Diese Veränderung scheint dauerhaft zu sein. Damit sie stattfinden kann, muss der Therapeut in der Lage sein, während der Abreaktion beim Klienten zu bleiben, herauszufinden, was gebraucht wird, und diese Bedürfnisse zu erfüllen. Dazu ermutigt der Therapeut einen inneren Übeltäter, sich zu äußern, ermuntert den Klienten, Bedürfnisse zu formulieren und danach zu handeln (z. B. den Übeltäter laut auffordern, zu verschwinden), und ruft stärkere Ego-States auf, dem Klienten zu helfen, ein Gefühl des Friedens und der Ruhe zu finden (siehe Abschnitt 3.1.4).

Bei der Arbeit mit Ego-States treten Abreaktionen relativ häufig auf. Man kann sie als Signalflaggen verstehen, die anzeigen, wo gearbeitet werden muss, damit der Klient zur Ruhe kommen kann und das Trauma nicht länger im Untergrund verharrt und darauf wartet, sich auf problematische Weise zu manifestieren. Abreaktionen zeigen sich oft bei einer erneuten Konfrontation mit dem Trauma mit dem Ziel, Macht über die Furcht zu erlangen. Wenn das Trauma nicht verarbeitet, sondern lediglich eine Konfrontation mit dem traumatischen Ereignis und das damit verbundene Erleben der Abreaktion stattfinden würde, gäbe es keine Auflösung für den hilfsbedürftigen Ego-State, und der Klient würde sich näher an dem ursprünglichen negativen Erlebnis fühlen. Daher ist es sehr wichtig, ein Trauma, das erneut aufgesucht wird, auch aufzulösen. Wenn das Trauma aufgelöst ist, treten keine Abreaktionen mehr auf, die im Zusammenhang mit ihm stehen. Neurotische Reaktionen, Panikattacken und PTBS-Symptome kann man als außerhalb einer Therapie stattfindende Abreaktionen bezeichnen. Dabei handelt es sich um Reaktionen auf ein nicht aufgelöstes Trauma. Mit der Auflösung des damit assoziierten Traumas enden diese Reaktionen.

3.1.2 Neurotische Reaktionen

Eine situative Neurose ist die wiederholt auftretende unangemessene Reaktion auf eine bestimmte Art von Lebenssituation. Eine solche neurotische Reaktion ist unmittelbar mit einem nicht aufgelösten Problem eines Ego-States verknüpft. Dieser Ego-State übernimmt die Führung, wenn eine bestimmte Situation ihm das entsprechende Stichwort gibt. Auf dieses Stichwort hin durchlebt der Ego-State dasselbe Gefühl wie bei dem ursprünglichen Erlebnis.

So hatte ich beispielsweise einen Klienten, der extrem ängstlich reagierte, wenn er versuchte, vor einer Gruppe zu sprechen. Er konnte sich noch so gut vorbereiten – unweigerlich überfiel ihn große Angst, er zitterte und hatte das Gefühl, dass sein Vortrag nicht gut genug sein würde, so sehr er sich auch anstrengte.
Mithilfe von Ego-State-Techniken fanden wir heraus, dass ein Trauma entstanden war, als er als Kind mit seinem Vater auf einem Feld gearbeitet hatte. Dieses Trauma wurde nie aufgelöst. Sein Vater hatte schlechte Laune und mein Klient konnte ihm nichts recht machen. Sein Vater schrie ihn ständig an, egal, was er tat. Der Junge bekam große Angst, begann zu zittern und hatte das Gefühl, dass er in noch größere Schwierigkeiten geraten würde, wenn er jemals jemandem davon erzählte. Dieser Ego-State erfuhr keine Auflösung. Immer, wenn mein Klient meinte, nach einer verbalen Leistung beurteilt zu werden, wurde dieser nicht aufgelöste Jungen-Ego-State exekutiv und brachte dieselben schlimmen Gefühle mit wie damals auf dem Feld. Wir lösten das Trauma schrittweise auf, und danach war mein Klient in der Lage, selbstbewusst vor Gruppen zu sprechen und es machte ihm sogar Spaß. Nach der Auflösung betrachtete der Ego-State die Situation, vor einer Gruppe zu sprechen, nicht mehr als Signal, exekutiv zu werden.

Nachfolgend werden die Schritte der Traumaauflösung näher erläutert.

3.1.3 Das Trauma finden

In der Fähigkeit, das Trauma zu finden, das mit einer bestimmten neurotischen Reaktion verknüpft ist, liegt die wahre Stärke der Ego-State-Therapie. Zwischen dem unerwünschten Symptom und dem ungelösten Trauma, das den Ursprung dieses Symptoms darstellt und es immer wieder verursacht, lässt sich eine Verbindung herstellen. Diese Verbindung kann oft in einer einzigen Sitzung offengelegt werden, sodass man sofort mit der Arbeit an der Auflösung beginnen kann. Die Ego-State-Therapie bietet unterschiedliche Techniken an, ein Trauma zu finden.

Ein Trauma lässt sich auch dann lokalisieren und auflösen, wenn nicht klar ist, welche Auswirkungen es auf das Leben des Klienten hat. Ungelöste Traumata können zu negativen Symptomen sowohl psychischer als auch physischer Art führen, Panikattacken verursachen und allgemeines Unwohlsein auslösen. Die Auflösung von Traumata ermöglicht dem Klienten ein erfüllteres und erfolgreicheres Leben in psychischer und physischer Gesundheit. Im Folgenden wird eine Technik vorgestellt, die Traumata mithilfe von geführten Imaginationen ausfindig macht. Wenn ein Trauma lokalisiert worden ist, kann man die Schritte zur Auflösung anwenden, die im nächsten Abschnitt erläutert werden.

Ein Trauma mithilfe von Imaginationen finden

Der (hypnotisierte) Klient soll sich vorstellen, dass er auf einem Waldweg durch einen tiefen Wald geht. Fahren Sie mit Ihrer Schilderung fort: „Während Sie den Weg entlang gehen, hören Sie Ihre Schritte, und Sie bemerken den Untergrund, auf dem Sie gehen. Sie bemerken das Material, mit dem der Weg bedeckt ist und horchen auf das Geräusch, das Ihre Füße darauf machen. Vielleicht fällt Ihnen auf, wie viel Licht durch die Bäume scheint und wie sich die Luft auf Ihrer Haut anfühlt. Die Luft hat eine bestimmte Temperatur, und ich bin mir nicht sicher, ob es windstill ist oder ob die Luft über Ihre Haut streicht."

Setzen Sie Ihre Schilderung des Waldspaziergangs mit detaillierten Sinneseindrücken fort. Dann beginnen Sie, Fragen zu stellen: „Da ist etwas in den Bäumen, das Ihnen jetzt erst auffällt. Sie können sich jetzt darauf konzentrieren und mir darüber erzählen, was Sie möchten." Nachdem Sie den Klienten verbal in das Erleben der Imagination geleitet haben, stellen Sie ihm Fragen nach Dingen am Wegesrand, die ihm ein gutes oder ein schlechtes Gefühl vermitteln. „Ich möchte, dass Sie an einer Stelle auf dem Weg stehen bleiben, von der aus Sie ein gutes Stück in alle Richtungen sehen können. Da ist etwas, entweder in Ihrer Nähe oder in einiger Entfernung, das Ihnen ein gutes Gefühl gibt. Was ist es?" Lassen Sie den Klienten kurz erzählen, was er Gutes entlang des Weges sieht. Die Frage nach dem „Guten" dient nur der Vorbereitung der nächsten Frage.

Nachdem der Klient Gelegenheit hatte, kurz etwas zu schildern, was er als „gut" wahrgenommen hat, fahren Sie fort: „Da ist etwas, entweder in Ihrer Nähe oder in einiger Entfernung, das Ihnen Angst macht oder Ihnen ein schlechtes Gefühl gibt. Ich bin mir nicht sicher, ob Sie es von dort, wo Sie stehen, sehen können. Es kann sich auch jenseits des Hügels befinden oder hinter etwas verborgen oder in einer Höhle sein. Ich möchte, dass Sie mir jetzt davon erzählen." Möglicherweise hat der Klient nur ein vages Gefühl, dass da in der Ferne etwas Schlimmes ist.

Mithilfe dieser Technik soll eine Angst aufgespürt werden. Ängste, die wir in uns tragen, haben mit unverarbeiteten Traumata zu tun. Fahren Sie fort, den Klienten zu dem zu geleiten, was am meisten Angst auslöst. Wenn es sich in einer Höhle befindet, bitten Sie den Klienten, den Mut aufzubringen, die Höhle zu betreten. Erklären Sie ihm, dass Sie bei ihm sind. Bringen Sie den Klienten so nah wie möglich an die vorgestellte Angst. Falls Sie den Eindruck haben, dass ein stärkerer Affekt nötig ist, lassen Sie den Klienten den Versuch unternehmen, das ängstliche Gefühl zu intensivieren und auf einer Skala von 1 bis 100 auf einen höheren Messwert zu bringen. Wenn ein signifikanter Affekt (Emotion) erkennbar ist, gehen Sie mit ihm diesen Fragenkatalog durch: „Wie alt fühlst du dich? Geh zu der Zeit zurück, als du (momentan gefühltes Alter) warst und dieses Gefühl zum ersten Mal da war. Bist du in einem Haus oder im Freien? Bist du allein oder mit jemand anderem zusammen? Erzähl mir genau, was dir als x-Jährigem gerade passiert." Wie genau Sie die Fragen formulieren und wie schnell hintereinander Sie sie stellen, hängt natürlich von den Antworten Ihres Klienten ab.

Ein Trauma mithilfe von Träumen finden

Neben Imaginationsreisen ist die Traumarbeit eine hilfreiche Methode, ungelöste Traumata zu finden. In den meisten Träumen findet eine symbolische Auflösung von Angst statt. Wenn Schläfer zu Forschungszwecken am REM-Schlaf (Rapid Eye Movement, die Schlafphase, in der man träumt) gehindert werden, nimmt ihre Angst zu. Träume hängen mit ungelösten Ängsten zusammen. Man kann einem Ego-State vorschlagen, dass er die Traumphase zum Spielen, Arbeiten oder für allerlei Schabernack nutzt, wenn er im Wachleben andere Ego-States mit diesen Aktivitäten stört. Klienten, die sich an ihre Träume erinnern, berichten in solchen Fällen oft, dass die vorgeschlagene Aktivität in ihren Träumen häufiger vorkommen.

Mithilfe eines Prozesses, der dem der Imaginationen ähnelt, lassen sich Ängste lokalisieren und auflösen. Ein ängstlicher Anteil kann seine Angst in einem Traum in symbolischer Form zeigen. Wenn der Klient von seinem angsterfüllten Traum berichtet, sollte der Therapeut die Wahrnehmung des Affekts intensivieren, um auf diese Weise die ungelöste Ursache des „schlechten Traums" aufzuspüren.

3.1.4 Mittel der Traumaverarbeitung

Das Auffinden von Traumata stellt nur den ersten Schritt in der Auflösung unerwünschter Symptome dar. Einige Theoretiker betrachten es schon als therapeutische Maßnahme, ein Trauma aufzuspüren und sich bewusst zu werden, welche Auswirkungen es auf das Leben des Klienten hat. Für sie fördert die Erkenntnis die Auflösung. Andere Theoretiker sind der Ansicht, dass ein Wiedererleben von Traumata einer erneuten Traumatisierung gleichkommt. Die Ego-State-Therapie geht davon aus, dass es nicht ausreicht, Erkenntnisse zu gewinnen, und dass ein Wiedererleben von Traumata dem Klienten das Gefühl einer neuerlichen Traumatisierung geben kann, dass ein solches Wiedererleben aber eine wichtige Voraussetzung für die Traumaauflösung ist. Die Auflösung von Traumata stellt eines der Ziele der Ego-State-Therapie dar. Die folgenden drei Elemente sind wichtig für die Verarbeitung von Traumata:

1. Der traumatisierte Ego-State muss in der Exekutive sein, damit das Trauma verarbeitet werden kann.
Der größte Fehler in einer Therapie besteht wahrscheinlich darin, sich intensiv mit einem Ego-State zu beschäftigen, der keine Hilfe braucht, und mit ihm über einen Ego-State zu sprechen, der tatsächlich hilfsbedürftig ist. Viele Klienten verbringen Wochen, Monate oder Jahre in einer Therapie, während die Arbeit an der falschen Stelle stattfindet. Finden Sie den Ego-State mit dem Trauma und stellen Sie sicher, dass dies der Ego-State ist, der Auflösung erfährt.

2. Der Klient muss über der Angst stehen und jedem Menschen gegenüber, den er mit dem Trauma assoziiert, echte Gefühle ausdrücken.
Wenn ein Trauma da ist, ist für den Klienten das Gefühl sehr wichtig, dass er seiner Verletzung Ausdruck verleihen kann, dass er all das sagen kann, was er bisher aus Angst verschwiegen hat. Es ist wichtig, dass der Klient von einem Widersacher das einfordern kann, was er braucht (z.B., dass der Widersacher verschwindet). Oft ist es für den Therapeuten sehr hilfreich, mit lauter Stimme vom Widersacher das zu fordern, was der Klient braucht, noch bevor dieser selbst diese Forderung in Worte fasst. Der Therapeut kann z.B. zu einem Widersacher, den der Klient ihm beschrieben hat, sagen: „Du hattest kein Recht, das zu tun, was du getan hast.“ Dann sagt er zum Klienten gewandt: „Okay, jetzt sag du ihm, was du ihm sagen willst.“ Es ist unbedingt notwendig, dass der traumatisierte Ego-State selbst spricht, doch möglicherweise kann er es erst, wenn der Therapeut

den Weg bereitet hat. Wenn der traumatisierte Ego-State stärker wird als die Angst, verliert die Angst ihre Macht.

3. Es ist wichtig, dass alle verbleibenden Bedürfnisse des traumatisierten Ego-States erfüllt werden, normalerweise durch andere, stärkere Ego-States. Wenn der Klient von der Position des traumatisierten Ego-States aus die Angst überwunden hat, bleibt oft das Gefühl zurück, ganz allein zu sein. Mit entsprechenden Fragen lassen sich die Bedürfnisse ermitteln, die daraus entstehen: „Erzähle mir genau, wie du dich jetzt fühlst" oder „Was brauchst du jetzt?" Wenn der ehemals traumatisierte Ego-State beschreiben kann, was er braucht, kann der Therapeut einen anderen Ego-State zu Hilfe rufen, der den bedürftigen Ego-State mit dem versorgt, was er braucht. Sie könnten z.B. sagen: „Ich möchte mit einem reifen, nährenden Teil sprechen, der sich gern um kleine Kinder kümmert." Stellen Sie die Ego-States einander vor. Im Laufe von Verhandlungen sollte bei beiden Ego-States eine positive Einstellung zu ihrer zukünftigen Beziehung entstehen, in der sie jeweils die Bedürfnisse des anderen erfüllen.

Dem Widersacher entgegentreten

Ein Trauma bleibt oft deshalb bestehen, weil sich der traumatisierte Ego-State des Klienten dem Widersacher gegenüber völlig ohnmächtig fühlt. Bei dem Widersacher kann es sich um einen liebevollen Elternteil handeln, der das Kind am ersten Tag in den Kindergarten brachte, oder um einen Menschen, der den Klienten sadistisch missbraucht hat. Der Widersacher muss auch nicht zwangsläufig ein Mensch sein, er kann auch ein Hund oder ein schwerer Sturm sein.

Allen Widersachern ist gemeinsam, dass sich der Klient zum Zeitpunkt des traumatischen Ereignisses ihm gegenüber ohnmächtig fühlte und dieses Gefühl nicht aufgelöst wurde. Das Gefühl der Ohnmacht und Unvollständigkeit begleitet ihn, bis die Verarbeitung abgeschlossen ist.

Es ist wichtig, dass der Klient bei der Verarbeitung auf seinen inneren Widersacher trifft. Wenn das Kind zum Zeitpunkt des traumatischen Ereignisses also acht Jahre alt war, muss die Verarbeitung den Widersacher so einbeziehen, wie er damals war. Es ist in Ordnung, wenn der Klient sich tatsächlich dem Menschen zuwendet, den er als Achtjähriger als Widersacher erlebt hat, doch eine solche Begegnung löst das Trauma nicht. Das Trauma befindet sich in dem traumatisierten Ego-State, und es ist dieser Ego-State, der Auflösung braucht.

Bei der Verarbeitung eines Traumas muss der Klient unbedingt in diesem traumatisierten Ego-State sein. Der Ego-State zeigt höchstwahrscheinlich starke Gefühle, und der Therapeut muss in der Lage sein, dem Klienten Mut zuzusprechen, damit er in diesem Ego-State bleibt. Manche Therapeuten können es kaum aushalten, wenn sich ein Klient offenkundig nicht wohlfühlt; um beim Klienten eine Auflösung seines Traumas zu bewirken, muss der traumatisierte Anteil jedoch in der Exekutive sein.

Wenn der angsterfüllte Ego-State dem Widersacher gegenüber ausdrücken kann, was er wirklich empfindet, verschwindet die Angst. Eigentlich ist es ganz einfach. Der Ego-State hält an der Angst vor dem Widersacher fest, bis er sich nicht mehr vor ihm fürchtet. Dann wird die Angst losgelassen, sie wird aufgelöst. Wenn Klienten den Mut aufbringen, dem Widersacher ins Gesicht zu sehen und ihm zu sagen, was sie sagen wollen, dann haben sie ihre Angst überwunden, und die Angst existiert nicht mehr. Wenn Klienten über ihre Angst hinauswachsen, werden sie umso stärker. Es ist nur logisch, dass sie keine Angst vor etwas haben, das schwächer ist als sie.

Wie helfen wir traumatisierten Ego-States, ihren Widersachern entgegenzutreten? Da sie ängstlich sind, sträuben sie sich oft, etwas zu sagen. Ich sage ihnen: „Ich bin bei dir“ und „Ich werde nicht zulassen, dass dir etwas Schlimmes passiert.“ Auch die Frage „Was möchtest du sagen?“ ist hilfreich. Wenn das Kind zu verängstigt ist, um zu sprechen, rede ich oft als Erster mit dem Widersacher, nachdem ich diesen Schritt mit dem Klienten abgestimmt habe: „Möchtest du, dass ich es ihm als Erster sage?“ Dann wende ich mich mit lauter und gebieterischer Stimme an den Widersacher: „Du hattest kein Recht, das zu tun; du hättest es nicht tun sollen.“ Dann sage ich zum Klienten gewandt: „Jetzt sag du ihm, was du ihm sagen willst.“

Immer wieder ermutige ich den Klienten zu sagen, was er fühlt. Ich ermutige ihn auch, so mit dem Widersacher zu verfahren, wie er möchte. (Normalerweise sage ich: „Schrei ihn an, dass er verschwinden soll.“) Wenn ich meine, dass es helfen könnte, sage ich dem Widersacher dieselben Dinge, zu denen der Klient ihn auffordert: „Du gehörst nicht hierher. Verschwinde. Du kannst hier nicht bleiben. GEH JETZT!“ Immer wieder frage ich den Klienten: „Was passiert gerade?“ In den allermeisten Fällen verschwindet der Widersacher tatsächlich, wenn ihn der Klient auffordert zu gehen. Der Klient ist stärker geworden und die Angst verschwindet. Es ist wichtig, so lange mit dem Klienten zu arbeiten, bis das gewünschte Ergebnis erzielt ist.

Der missverstandene Widersacher

Bei dem Widersacher kann es sich auch um einen Elternteil handeln, der dem Kind etwas Gutes tun will. Stellen Sie sich eine Mutter vor, die ihr Kind am ersten Tag in den Kindergarten bringt. Für das Kind kann dies eine traumatische Erfahrung sein. Wenn ein Vater oder eine Mutter ihr Kind ausschimpfen, kann es passieren, dass das Kind dieses Erleben internalisiert. Manchmal wissen Eltern nicht, wie sie Liebe zeigen oder angemessen kommunizieren sollen. Ein solcher Vater, eine solche Mutter wirkt schroff, liebt das Kind aber trotzdem. Bei dem traumatischen Erlebnis, zu dem Klienten am häufigsten zurückkehren, wird das Kind allein im Zimmer gelassen, es ruft, und die Eltern reagieren nicht.

Es ist vollkommen unmöglich, ein Kind ohne traumatische Erlebnisse großzuziehen. Wir alle haben traumatische Erfahrungen gemacht. Erst wenn das Trauma nicht verarbeitet wird, kann es als unerwünschtes Symptom zurückkehren. Traumata, die durch missverstandene Widersacher verursacht werden, bedürfen unterschiedlicher Behandlungen.

Auch in diesen Fällen ist es wichtig, dass der Klient sich dem Widersacher gegenüber erklärt. Und auch in diesen Fällen ist es wichtig, dass der Klient auf andere Ego-States zurückgreift, um sicherzustellen, dass Bedürfnisse künftig erfüllt werden. Bei einem Trauma, das durch missverstandene Widersacher verursacht wurde, ist es allerdings auch wichtig, dass der Klient die Haltung des Widersachers versteht.

Wenn sich Klienten dem missverstandenen Widersacher gegenüber erklärt haben, ist es hilfreich, wenn sie die Rolle des Widersachers einnehmen. Der Widersacher im Innern des Klienten ist ein Introjekt (siehe Abschnitt 1.2), und auch wenn es sich bei einem Introjekt nicht wirklich um einen Ego-State handelt, kann der Klient die Identität des Introjekts übernehmen und empfinden, was der Mensch hinter dem Introjekt damals empfunden haben mag.

Es ist interessant, dass ein Klient, der die Identität des Introjekts übernommen hat, Gedanken und Gefühle in Worte fassen kann, die über das hinausgehen, was der verängstige Kind-Ego-State verstanden hat. Ein Kind-Ego-State mag den Vater oder die Mutter als gemein und lieblos sehen und behaupten, Vater oder Mutter „liebt mich nicht“. In der Rolle des Introjekts versiegen die Tränen, der Affekt verändert sich, und der Klient zeigt als Introjekt oft, dass er frustriert ist, dass er das Kind liebt und die Probleme des Introjekts ihm Sorgen bereiten. Auf die Frage „Warum schreist du Susan (das Kind) an?“, könnte das Introjekt antworten: „Mein Vormittag war wirklich furchtbar. Ich will nicht herumschreien, aber so haben meine Eltern mit mir geredet.“

Nachfolgend finden Sie ein Beispiel für die Arbeit mit einem missverstandenen Widersacher. Sue ist eine Klientin, die bei der Arbeit völlig aus der Fassung geriet, wenn ihre Chefin sie aufforderte, schneller zu arbeiten. Ihr war klar, dass sie überreagierte. Immer, wenn sie sich unter Druck fühlte, erlebte sie solch heftige Gefühlsausbrüche und wurde sehr nervös und fahrig.

Der Therapeut ermunterte Sue, eine Situation an ihrem Arbeitsplatz zu schildern, in der sie ganz aufgelöst war, weil sie sich großem Druck ausgesetzt sah. Sie sollte diese Gefühle detailliert beschreiben. Sie erzählte von einer Begebenheit, als ihre Chefin sie drängte, ihr ein Formular zu besorgen, und sie (Sue) daraufhin ganz aufgelöst war.

Therapeut: Ihre Chefin hat Sie gerade aus der Fassung gebracht. Erzählen Sie mir genau, wie Sie sich fühlen.
Klientin: Ich mache nichts richtig, nichts mache ich schnell genug. Ich weiß, dass sie mich nicht mag.
Therapeut: Wie stark sind diese Gefühle gerade, wenn Sie sie auf einer Skala von 1 bis 100 einordnen?
Klientin: Ziemlich stark. Etwa bei 70.
Therapeut: Sie machen nichts richtig. Sie sind zu langsam. Sie wissen, dass man Sie nicht mag. Können Sie auf der Skala bis 80 gehen?
Klientin: *(weint)* Da bin ich jetzt.

Die Klientin wird ermutigt, das Gefühl zu intensivieren, bis ein deutlicher Affekt erkennbar ist. Dann kann der nächste Schritt folgen.

Therapeut: Wie alt fühlst du dich, wenn du das Gefühl hast, dass du nichts richtig machst?
Klientin: Ich weiß nicht. Nicht besonders alt. Vielleicht sieben Jahre alt.
Therapeut: Im Moment machst du nichts richtig. Du bist zu langsam. Du weißt, dass man dich nicht mag. Ich möchte, dass du in die Zeit gehst, als du sieben Jahre alt warst und diese Gefühle zum ersten Mal hattest. Bist du in einem Gebäude oder im Freien?
Klientin: *(weint)* Im Freien.
Therapeut: Bist du allein oder ist jemand bei dir?
Klientin: *(weint heftig)* Da ist jemand bei mir.
Therapeut: Erzähl mir, was gerade passiert.
Klientin: Mein Dad schreit mich an, weil ich im Weg stehe.
Therapeut: Wie kann ich dich nennen, die du dich mit sieben Jahren so gefühlt hast?
Klientin: *(weint immer noch)* Sie können mich Susan nennen.

Der Therapeut schreibt „Susan" und „sieben" auf seinen Block und macht einen Kringel um die Wörter.

Therapeut: Susan, was möchtest du, dass dein Dad weiß?
Klientin: *(weint immer noch)* Ich weiß nicht. Ich bewege mich, so schnell ich kann.
Therapeut: Sag ihm das! Sag ihm das, was er wissen muss.
Klientin: Dann schreit er mich nur noch mehr an.
Therapeut: Das ist deine Chance, es ihm zu sagen. Ich bin hier bei dir. Ich werde nicht zulassen, dass dir etwas Schlimmes passiert. Sag ihm, dass du so schnell gehst, wie du kannst.
Klientin: *(weint)* Ich gehe so schnell, wie ich kann. Ich bin doch noch klein.
Therapeut: Was macht er?
Klientin: Er sieht mich einfach an.
Therapeut: Was empfindest du ihm gegenüber?
Klientin: Ich hasse ihn.
Therapeut: Sag ihm, was du ihm gegenüber empfindest. Sag ihm alles, was du fühlst.
Klientin: Ich hasse dich! Du solltest mich nicht anschreien! Ich kann das nicht, was du von mir verlangst.
Therapeut: Und was macht er jetzt?
Klientin: Er guckt mich weiter an.
Therapeut: Jetzt möchte ich, dass Sie Ihr Vater sind, der da steht und seine kleine Tochter ansieht. Ich möchte, dass Sie er sind. Wenn Sie Ihr Vater sind, sagen Sie: ‚Ich bin bereit'.

Bitten Sie einen Klienten nur dann, die Identität des Introjekts eines anderen Menschen anzunehmen, wenn Sie das Gefühl haben, dass er von dem tieferen Verständnis profitiert. Bei Introjekten wie Tätern, die nur schlechte Absichten zu hegen scheinen, bitte ich Klienten nicht, die Identität eines Introjekts zu übernehmen.

Klientin: *(streng und kühl)* Ich bin bereit.
Therapeut: Wie kann ich dich nennen, Vater?
Klientin: Sie können mich Dad nennen.
Therapeut: Dad, hast du gehört, was Susan gerade zu dir gesagt hat? Dass sie dich hasst?
Klientin: Das habe ich gehört.
Therapeut: Wie geht es dir damit?
Klientin: Ich möchte nicht, dass sie mich hasst. Es ist nur so, dass sie mir vor die Füße läuft und ich nicht an die Tür komme.

Therapeut: Was empfindest du für Susan?
Klientin: Ich liebe sie.
Therapeut: Warum ist es schwer, ihr das zu zeigen?
Klientin: Bei mir scheint nichts zu klappen, nie klappt irgendwas.
Therapeut: Das hier klappt nicht, oder?
Klientin: Nein.
Therapeut: Möchtest du Susan sagen, dass du sie liebst?
Klientin. Ja.
Therapeut: Dann sag es ihr jetzt. Sag es so laut, dass ich es auch hören kann.
Klientin: Ich liebe dich, Susan. Du bist alles, was ich habe.
Therapeut: Kannst du ihr sagen, dass es dir leidtut, dass du sie angeschrien hast?
Klientin: Es tut mir leid, dass ich dich angeschrien hab, Susan. Ich wollte dich nicht erschrecken.
Therapeut: Danke, Dad. Vielleicht möchte ich später noch einmal mit dir sprechen, aber jetzt würde ich gern wieder mit Susan reden. Bist du da, Susan?
Klientin: Ich bin da.
Therapeut: Hast du gehört, was Dad gesagt hat?
Klientin: Das habe ich gehört.
Therapeut: Er liebt dich wirklich, und es tut ihm leid, dass er dich angeschrien hat. Was meinst du dazu?
Klientin: Ich verstehe nicht, warum er mich anschreien muss.
Therapeut: Er liebt dich wirklich, Susan. Er ist nicht perfekt.
Klientin: Ich weiß. Er macht mich wirklich traurig und bringt mich durcheinander.
Therapeut: Sag es ihm.
Klientin: Du machst mich wirklich traurig und bringst mich durcheinander.
Therapeut: Macht er dich traurig und bringt dich durcheinander, weil du ihn liebst und nicht willst, dass er ärgerlich auf dich ist?
Klientin: Ja.
Therapeut: Sag es ihm.
Klientin: Ich liebe dich, Dad. Ich wünschte, du würdest mich nicht anschreien.
Therapeut: Kannst du ihn in den Arm nehmen?
Klientin: Nein.
Therapeut: Das ist okay. Warum nicht?
Klientin: Ich habe ein bisschen Angst.
Therapeut: Wäre es okay, wenn er dich in den Arm nimmt?
Klientin: Ja.
Therapeut: Ich möchte Dad sagen, dass Susan in den Arm genommen wer-

den will. Wenn du das machen kannst, dann mach es. (Pause) Was passiert jetzt, Susan?
Klientin: Er nimmt mich in den Arm.
Therapeut: Wie fühlt sich das an?
Klientin: Es fühlt sich gut an.
Therapeut: Was möchtest du deinem Dad jetzt sagen?
Klientin: Ich liebe dich, Dad.
Therapeut: Was brauchst du jetzt?
Klientin: *(lächelt)* Nichts.
Therapeut: Dad, bist du da? Bitte antworte mir.
Klientin: Ja, ich bin da.
Therapeut: Wie fühlte es sich für dich an, Susan in den Arm zu nehmen?
Klientin: Toll!
Therapeut: Willst du Susan auch weiterhin auf angemessene Weise zeigen, dass du sie liebst? Sie muss wissen, dass du sie liebst.
Klientin: Ja.
Therapeut: Susan, in deinem Innern wird dein Dad von jetzt an immer für dich da sein und dir zeigen, dass er dich liebt.
Klientin: *(lächelt immer noch)* Ich fühle mich im Moment richtig gut.
Therapeut: Ich möchte dir, Susan, dafür danken, dass du den Mut hattest, mit mir zu reden. Und dafür, dass du so mutig warst, deinem Dad zu sagen, was du empfindest und was du brauchst. Ich möchte dir auch dafür danken, dass du deinem Dad helfen konntest, dir seine Liebe für dich zu zeigen. Und dir, Dad, möchte ich für deine Hilfe danken und dafür, dass du Susan auch weiterhin hilfst und sie wissen lässt, dass du sie wirklich liebst.
Therapeut: Sue, stellen Sie sich vor, Sie sind an Ihrem Arbeitsplatz. Ihre Chefin drängt Sie, ihr das Formular zu besorgen, jetzt, in diesem Moment. Sie sind in Ihrem Büro. Wie fühlen Sie sich?
Klientin: Ich lächle. Ich bin nicht aufgeregt und unglücklich. Ich will ihr das Formular besorgen, aber ich fühle mich okay.

Um die Wirksamkeit der Maßnahme zu überprüfen, wurde die Klientin in eine Zeit zurückgeleitet, in der sie normalerweise verstört reagiert hätte. Susan, der ungelöste Ego-State von Sue, der das Gefühl hatte, niemandem etwas recht machen zu können, verharrte nun nicht mehr mit negativen Gefühlen in ihr. Dieser Teil konnte sich nun endlich aufgelöst fühlen, sodass Sue in der Lage war, angemessen auf die Situation am Arbeitsplatz zu reagieren. Wenn eine Auflösung auf diese Weise erlangt wird, scheint sie Bestand zu haben.

Die Hilfe anderer Ego-States heranziehen

Eines der wirksamsten Instrumente bei der Arbeit mit Ego-States ist die Hilfe, die andere Ego-States einem bedürftigen Ego-State gewähren können. Sie können Fertigkeiten zur Verfügung stellen, die für die Erfüllung einer Aufgabe benötigt werden, Durchsetzungsvermögen aufbieten, mit deren Hilfe aufgestaute Gefühle ein Ventil finden, nähren oder andere Bedürfnisse erfüllen. Interne Verhandlungen können dazu führen, dass neue Arbeitsgemeinschaften entstehen, von denen jeder der beteiligten Ego-States profitiert und die daher dem Wohl des Menschen dienen. Diese interne Hilfe sollte erst nach der Auflösung eines entsprechenden Traumas angefordert werden.

So kann ein Klient normalerweise einen nährenden Ego-State haben, der gerne Kinder bemuttert. Er mag es, wenn er sich nützlich fühlt und ein Kind seine Fürsorge zu schätzen weiß. Dieser nährende Ego-State kann intern eingesetzt werden, um einen bedürftigen Kind-Ego-State zu versorgen. In diesem Fall würden beide Ego-States die Rollenverteilung genießen. Der Kind-Ego-State bekommt die Aufmerksamkeit, Unterstützung und Liebe, die er braucht, und der nährende Ego-State hat das Gefühl, nützlich und wertgeschätzt zu sein. Allerdings kann ein nährender Ego-State einem bestimmten Kind-Ego-State nicht helfen, sich zu entspannen und sich wohlzufühlen, wenn der Widersacher den Kind-Ego-State intern weiterhin bedroht. Der Kind-Ego-State muss dem Widersacher gegenüber erst vollständig und genau seine Gefühle schildern, und der Widersacher muss entweder vertrieben oder als harmlos eingestuft werden. Wenn die giftige Angst vor dem Widersacher verschwunden ist, fühlt sich ein Kind-Ego-State oft weiterhin bedürftig. Dann ist es angebracht, andere Ego-States zu Hilfe zu holen, z. B. einen nährenden Ego-State. Nun können die folgenden Fragen beantwortet werden:

■ *Wann sollte Hilfe von anderen Ego-States angefragt werden?*
Es ist nützlich und angemessen, Hilfe von anderen Ego-States für einen bedürftigen Ego-State anzufragen, wenn dieser Anteil Traumaprobleme gelöst hat und eine innere Bedürftigkeit besteht.

■ *Woher wissen wir, dass eine innere Bedürftigkeit besteht?*
Der Klient formuliert diese Bedürftigkeit, z. B. als Antwort auf eine Frage wie „Wie fühlst du dich jetzt?“ Auch unaufgeforderte verbale Kommunikation liefert solche Informationen, wenn der Klient z. B. sagt: „Ich bin immer noch einsam.“ Die Körpersprache des Klienten ist ebenfalls eine wichtige Quelle. So können eine nervöse Stimmlage oder eine bestimmte

Körperhaltung auf einen angespannten Ego-State hindeuten, der sich nicht wohlfühlt. Es ist immer eine gute Idee, einen bedürftigen Ego-State nach einer Intervention zu fragen, wie er sich fühlt. Vergewissern Sie sich zum Schluss einer Sitzung nach Möglichkeit, dass der Ego-State sich wohlfühlt und entspannt ist.

Wie können wir einen anderen Ego-State um Hilfe bitten?
Bevor man um die Hilfe durch andere Ego-States bittet, ist es wichtig, dass (a) der Klient hypnotisiert ist, (b) der Klient bereits zwischen verschiedenen Ego-States gewechselt hat (siehe Abschnitt 2.2.3) und (c) ein Hilfebedarf vorliegt (siehe oben). Eine allgemeine Bitte um Hilfe für einen Ego-State, der ein Bedürfnis geäußert hat, lässt sich etwa folgendermaßen formulieren: „Ich möchte mit einem Ego-State sprechen, der gerne helfen würde." Mit dieser Frage sprechen Sie einen Ego-State an, der nicht nur bereit ist zu helfen, sondern wirklich helfen will.

Noch besser ist es, in der Anfrage deutlich zu formulieren, welche Art von Hilfe benötigt wird. Um einen verängstigten Kind-Ego-State zu nähren, ist es wichtig, einen Ego-State zu finden, der gerne die Rolle des Nährers übernimmt. Wenn ein starker Ego-State seine Hilfe anbietet, der aber nicht gerne als Nährer fungiert, sollte man ihm herzlich für sein Angebot danken und ihm sagen, dass man eigentlich mit einem Ego-State sprechen müsste, der Spaß daran hätte, beim Nähren zu helfen: „Ich muss mit einem Ego-State sprechen, der sich gerne mit Kindern befasst und wirklich gerne bei diesem Kind-Ego-State bleiben würde." Es ist wichtig, dass der zu Hilfe eilende Ego-State wirklich helfen will und das auch gerne tut. Es reicht also nicht, wenn er lediglich zu verstehen gibt, dass er einverstanden ist. Ein Ego-State, der wirklich helfen will, wird diese Hilfe über einen langen Zeitraum gewähren. Ein Ego-State, der das Helfen als Problem betrachtet, hört meist nach kurzer Zeit wieder auf.

Wenn Sie einem Ego-State signalisieren, dass Sie mit ihm sprechen möchten, ist es wichtig, eine klare Vereinbarung zu treffen, wie dieser Ego-State reagieren soll. Ohne eine solche Vereinbarung ist der Ego-State möglicherweise nicht sonderlich gesprächig. Nachdem Sie „Ich möchte mit einem Ego-State sprechen, der ..." gesagt haben, weiß der Anteil, dass Sie mit ihm sprechen wollen. Im nächsten Schritt informieren Sie ihn, wie er mitteilen soll, dass er bereit ist zu sprechen: „Wenn du bereit bist zu sprechen, sag einfach: ‚Ich bin da'." Wenn der Ego-State mit „Ich bin da" antwortet, kann das Gespräch beginnen.

Geben Sie die Suche nach einem hilfsbereiten Ego-State nicht auf.
Wenn Sie um Hilfe durch einen anderen Ego-State gebeten, die Art der

Hilfe beschrieben und angegeben haben, wie sich der Ego-State melden soll, wenn er bereit ist, reagiert nach einer kurzen Pause meist ein Ego-State, der helfen will. Gelegentlich kommt jedoch keine Reaktion. In einem solchen Fall sage ich normalerweise: „Sag mir genau, was gerade passiert." Wenn der Klient angibt, dass sich kein Ego-State meldet, kann es sein, dass ein Anteil, der gerne helfen würde, Sie nicht gehört hat. Nicht alle Ego-States hören immer zu. Oder es kann sein, dass es keinen Ego-State gibt, der die von Ihnen genannte Aufgabe übernehmen will.

Am besten überprüfen Sie zunächst, ob es einen Ego-State gibt, der die Aufgabe übernehmen würde. Eine gute Frage wäre: „Es kann sein, dass im Hintergrund ein Ego-State ist, der gerne helfen möchte und der mich jetzt hören kann. Ich bitte alle Ego-States, die vielleicht helfen wollen, zuzuhören. Wenn es einen Ego-State gibt, auch ganz weit im Hintergrund, der gerne helfen möchte (hier könnten Sie die Art der Hilfe angeben), heben Sie einfach den rechten Zeigefinger, den Zeigefinger der rechten Hand. Wenn es einen Ego-State gibt, der gerne helfen möchte, heben Sie bitte jetzt den rechten Zeigefinger" (ideomotorisches Fingersignal). Wenn der Zeigefinger hochgeht, können Sie anfangen, mit dem Ego-State zu sprechen: „Wie ich sehe, ist der Zeigefinger tatsächlich oben. Ich möchte mich bei dem Ego-State bedanken, der den Zeigefinger hochgehoben hat. Damit wir gleich anfangen können, sag bitte: ‚Ich bin da'."

Wenn sich kein Ego-State meldet, der helfen möchte, ist vielleicht ein Ego-State mit einer anderen Funktion bereit, eine neue Rolle zu übernehmen und zu helfen. In diesem Fall sollte man nicht nach einem Ego-State fragen, der diese Rolle in der Vergangenheit schon einmal innehatte, sondern nach einem, der sich nützlicher machen und die gewünschte Aufgabe jetzt übernehmen möchte.

■ *Akzeptieren Sie nur Hilfe von Ego-States, die helfen möchten.*
Es reicht nicht, einen Ego-State anzusprechen, der bereit ist zu helfen. Ein Ego-State, der eine Aufgabe nicht wirklich übernehmen möchte, wird nicht lange bei der Sache bleiben. Ein Ego-State, der wirklich helfen will, wird dies normalerweise für immer tun.
Einem Ego-State, der sich verletzlich fühlt und das Bedürfnis nach Zuneigung hat, kann ein Ego-State helfen, der gerne bemuttert. Einem Ego-State, der schwimmt und Angst hat, unterzugehen, kann ein Ego-State helfen, der gut schwimmen kann. Einem Ego-State, dem kalt ist, kann ein warmer Ego-State helfen, der ihm eine Decke bringt. Einem Ego-State, der einsam ist, kann ein Ego-State helfen, der einen Freund sucht. Es ist wichtig, das Bedürfnis zu identifizieren und einen Ego-State zu finden, der dieses Bedürfnis erfüllt.

Arbeit mit schützenden Ego-States

Schützende Ego-States werden gebildet, um den Menschen davor zu bewahren, Schmerz zu empfinden. Oft beschützen sie die schwachen Ego-States, indem sie verhindern, dass Menschen von außen an diese Ego-States herankommen. Schützende Ego-States können auch verhindern, dass ein Klient tiefere Gefühle wie Liebe und Freude empfindet, da sie zarte, zerbrechliche Ego-States von der Exekutive fernhalten. Nur jene zarten und zerbrechlichen Ego-States sind sensibel genug, um diese Gefühle der Liebe und der Freude zu erleben, aber gerade sie verspüren auch am ehesten Schmerz. Aus diesem Grund sind schützende Ego-States nützlich. In der Arbeit mit Ego-States werden sie aus zweierlei Gründen angesprochen:

1. Schützende Ego-States versuchen oft, den Therapeut am Zugang zu den zarten Ego-States zu hindern, die traumatisiert sind und Auflösung brauchen.
2. Schützende Ego-States müssen lernen, mit der Familie der Ego-States zusammenzuarbeiten, um schwächere Ego-States in die Exekutive zu lassen, wenn es sicher ist. Nur so können Gefühle wie Liebe und Freude erlebt werden. Die schützenden Ego-States müssen bereit sein, die schwächeren Ego-States zu beschützen, wenn es nicht sicher ist und die schwächeren Ego-States sich zu verletzlich fühlen könnten.

Was kennzeichnet einen schützenden Ego-State?

Wenn Sie einen schützenden Ego-State fragen, wie er heißt, nennt er sich vielleicht „Beschützer“. Dann können Sie fast sicher davon ausgehen, dass es sich tatsächlich um einen schützenden Ego-State handelt. Oft fallen jedoch auch andere Namen wie „Wut“, „Angst“ oder „Kontrolleur“. Natürlich geben Klienten ihren Ego-States auch Vornamen wie „Fred“, „Mark“ oder „June“. Das wichtigste Kennzeichen eines schützenden Ego-States ist seine Rolle.

Wir brauchen schützende Ego-States. Sie sind gut für uns, und sie sind notwendig. Wie die meisten anderen Ego-States waren sie ursprünglich Bewältigungsmechanismen und entstanden zu einer Zeit, als der Klient sie brauchte. Manchmal übernehmen sie eine Rolle, die sich als problematisch erweist. Der kontrollierende Ego-State eines Menschen mit Zwangsstörung ist ein schützender Ego-State. Durch das zwanghafte Kontrollieren versucht dieser Ego-State, den Menschen vor innerem oder äußerem Schmerz zu schützen. Ein Innerer-Rückzug-Ego-State ist ebenfalls ein schützender Ego-State, der den Menschen vor einer bedrohlichen Situation schützt. Auch Wutausbrüche können ein Bewältigungsmechanismus eines schützenden Ego-States sein.

Wenn ein Ego-State ein ungelöstes Trauma enthält, werden schützende Ego-States gebraucht, um eine Reaktivierung des Schmerzes zu verhindern und um den Schmerz von den Ego-States fernzuhalten, die gerade die Führung übernommen haben. Schützende Ego-States müssen über die Bedeutung ihrer Funktion Bescheid wissen, und sie müssen wissen, wie sie ihre Aufgabe am besten erfüllen können. Wenn ein Wut-Ego-State zu häufig an die Oberfläche gerät, kann das für den Menschen problematisch sein. Ein durchsetzungsfähiger Ego-State kann lernen, mit einem Wut-Ego-State zu arbeiten, um seine Reaktionen angemessener zu gestalten (siehe Transkript in Kapitel 4).

Wie kommen wir an einem schützenden Ego-State vorbei, um mit einem traumatisierten Ego-State zu arbeiten? Der folgende Dialog wird mit einem schützenden Ego-State geführt.

Therapeut: Was genau erleben Sie gerade?

Klient: Ich glaube nicht, dass das funktioniert.

Therapeut: Sagen Sie mir genau, was gerade passiert.

Klient: Ich hab einfach das Gefühl, dass ich nicht loslassen und mich darauf einlassen kann.

Therapeut: Ich höre heraus, dass ein Teil von Ihnen loslassen will und dass da etwas ist, das das verhindert. Ich würde gerne hören, was gerade passiert, das Sie daran hindert, einfach loszulassen und sich darauf einzulassen.

Klient: Ich denke langsam, dass das einfach albern ist.

Therapeut: Es hört sich so an, als sei da ein Teil, der Sie mit Argusaugen beschützt und Sie von dem fernhält, was tiefer sitzt. Ich bin sicher, dass es ein wichtiger Teil ist, der immer sagt: „Das ist albern“ und Sie auf diese Weise schon eine ganze Weile davon abhält, tiefer zu gehen. Ich möchte einfach mit diesem Teil von Ihnen sprechen, der das alles hier für albern hält. Das wird der Teil sein, der mit „Ja“ antwortet, wenn ich frage: „Meinst du, das ist albern?“. „Teil“, meinst du, das ist albern? Lassen Sie den Teil einfach antworten.

Klient: Ja, das ist albern.

Therapeut: Danke, dass du mit mir redest, Teil. Ich weiß, dass du hier bist, um diesen Menschen irgendwie zu beschützen. Kann ich dich Beschützer nennen?

Klient: Ja.

Therapeut: Beschützer, du machst deine Arbeit offenbar sehr gut. Du schaffst, es den Menschen selbst und andere von dem fernzuhalten, was in seinem Innern ist, und das ist eine wichtige Aufgabe. Jetzt möchte ich die-

sem Menschen helfen, damit das, was in seinem Innern ist, sich besser fühlt. Es muss viel Kraft kosten und sehr anstrengend sein, immer wachsam zu bleiben und das Innere zu beschützen. Bestimmt wäre es schön, einfach mal eine Pause zu machen und mir zu helfen, diesem Menschen zu helfen. Wärest du bereit, eine kleine Pause zu machen und mir so zu helfen, diesem Menschen zu helfen? Dann hast du deine wohlverdiente Ruhepause, und mir hilft es beim Helfen. Du kannst immer noch mit einem Auge zusehen, wenn du willst, dann bist du sicher, dass alles in Ordnung ist. Bist du einverstanden, wenn dieser Mensch jetzt tiefer gehen kann.
Klient: Ja.

Diese Abfolge von Fragen mag ungewöhnlich erscheinen, sie führt jedoch normalerweise dazu, dass der Klient sofort in der Lage ist, einen tieferen Ego-State zu erreichen. Diese Erlaubnis, tiefer zu gehen, kann zu jedem Zeitpunkt in der Ego-State-Therapie eingesetzt werden. Sie kann sich auch dann noch als wirksame Methode erweisen, um den schützenden Ego-State herumzukommen, wenn sich der Klient in einem tiefen Hypnosezustand befindet.

Es ist normal, dass schützende Ego-States andere Menschen von verletzlichen Ego-States fernhalten. Sie können so differenziert agieren, dass sie verletzliche Anteile in die Exekutive lassen, wenn es sicher ist, und sie hindern, exekutiv zu werden, wenn es nicht sicher ist. Dazu braucht ein schützender Ego-State oft die Hilfe eines anderen Ego-State, da er selbst möglicherweise nicht zwischen sicher und unsicher unterscheiden kann. Der nachfolgende Ausschnitt aus einem Gespräch illustriert diesen Aspekt der Arbeit mit Ego-States. Die Klientin ist hypnotisiert.

Therapeut: Wie kann ich den Teil nennen, mit dem ich gerade spreche?
Klientin: Du kannst mich Vorsichtig nennen.
Therapeut: Danke, dass du mit mir sprichst, Vorsichtig. Was ist deine Aufgabe?
Klientin: Ich sorge dafür, dass das kleine Mädchen sicher ist.
Therapeut: Das hört sich nach einer wichtigen Aufgabe an. Ich habe mit „Kleines Mädchen" gesprochen und dein Schutz ist gut für sie. Sie hat großes Glück, dass du da bist und für ihre Sicherheit sorgst. Außer Schutz braucht sie auch Liebe. Ich frage mich, ob du sie wohl herauskommen lässt, wenn es sicher ist. Dann kann sie in den Arm genommen werden oder Liebe erleben, während du da bist und sie beschützt und sie nicht herauslässt, wenn es nicht sicher ist.
Klientin: Ich habe Angst, dass sie Verletzungen erleidet. Sie hat in der Vergangenheit viele Verletzungen erlitten.

Therapeut: Das verstehe ich. Und du hast recht. Sie hat viele Verletzungen erlitten, und wir wollen nicht, dass das noch einmal passiert. Aber sie braucht auch Liebe. Ich frage mich, ob du bereit bist, mit einem anderen Teil zusammenzuarbeiten, der dir hilft zu entscheiden, wann du sie herauslässt, damit sie gute Dinge erlebt, und wann du sie nicht herauslässt, um sie zu beschützen.
Klientin: Vielleicht.
Therapeut: Danke, Vorsichtig, dass du mit mir gesprochen hast, und später würde ich gerne wieder mit dir sprechen, aber jetzt möchte ich mit einem anderen Teil sprechen. Ich möchte mit einem Teil sprechen, der so schlau ist, dass er sagen kann, wann es sicher für Kleines Mädchen ist, herauszukommen. Ich möchte mit einem Teil sprechen, der gerne mit Vorsichtig zusammenarbeiten will, sodass Kleines Mädchen etwas Liebe bekommen kann. Wenn du bereit bist, sag einfach: „Ich bin da."
Klientin: Ich bin da.
Therapeut: Danke, „Teil", dass du mit mir sprichst. Wie kann ich dich nennen?
Klientin: Du kannst mich Innere Stärke nennen.
Therapeut: Innere Stärke, hast du zugehört, als ich mit Vorsichtig gesprochen habe?
Klientin: Ja, ich habe zugehört.
Therapeut: Bist du bereit und in der Lage zu entscheiden, wann es sicher für Kleines Mädchen ist, herauszukommen, sodass du es Vorsichtig sagen kannst?
Klientin: Das kann ich tun.
Therapeut: Ist es etwas, was du wirklich gern tun willst? Wenn du es nämlich nicht wirklich gern tun möchtest, würde ich einen anderen Teil suchen.
Klientin: Nein, ich würde das gerne tun.
Therapeut: Das ist super, Innere Stärke. Jetzt hätte ich gern, dass du direkt mit Vorsichtig sprichst. Ich muss nicht mithören, was ihr besprecht. Versucht die Einzelheiten festzulegen, dass du die Entscheidung triffst, wann es sicher für Kleines Mädchen ist und sie herauskommen kann. Du teilst es Vorsichtig mit, sodass sie die wichtige Aufgabe erfüllen kann, Kleines Mädchen zu beschützen. Wenn Du mit Vorsichtig alles besprochen hast, sag einfach: „Wir sind fertig". *(Pause)*
Klientin: Wir sind fertig.
Therapeut: Konntet ihr euch einigen?
Klientin: Ja.
Therapeut: Das ist sehr gut. Ich weiß deine Hilfe wirklich zu schätzen, Innere Stärke. Nun möchte ich wieder mit Vorsichtig sprechen. Wenn du bereit bist, sag einfach: „Ich bin da"'

Klientin: Ja, ich bin da.
Therapeut: Vorsichtig, was hast du mit Innere Stärke ausgehandelt?
Klientin: Sie wird mir Bescheid sagen, wenn ich Kleines Mädchen beschützen muss, und ich lasse Kleines Mädchen heraus, wenn es sicher ist.
Therapeut: Sehr gut, Vorsichtig. Es klingt so, als könntest du deine Aufgabe künftig noch besser erledigen. Du kannst Kleines Mädchen beschützen und auch dafür sorgen, dass sie Liebe erlebt.
Klientin: Ja.

Nun bedankt sich der Therapeut bei beiden Ego-States dafür, dass sie ihre neuen Aufgaben übernehmen („Ich danke sowohl Vorsichtig als auch Innere Stärke dafür, dass …"). Er führt noch einmal aus, was diese Aufgaben beinhalten. Dann kann die Hypnosesitzung zum nächsten Punkt weitergeführt oder beendet werden.

3.1.5 Wann ist die Verarbeitung abgeschlossen?

Die Entscheidung, ob die Verarbeitung eines Traumas abgeschlossen ist oder nicht, hängt von mehreren Faktoren ab. Für ein einzelnes traumatisches Erlebnis braucht man möglicherweise nur eine einzige Sitzung zur Traumaauflösung. Ein vereinzeltes traumatisches Ereignis kann tiefgreifende Auswirkungen auf das Leben eines Klienten haben. Der negative Einfluss kann jedoch nach einer einzigen Sitzung vollständig verschwinden. Ein Klient, der eine Reihe traumatischer Begebenheiten erlebt hat, braucht vielleicht mehrere Sitzungen, vor allem, wenn unterschiedliche Ego-States traumatisiert wurden. Die im Folgenden beschriebene Vorgehensweise kann dabei hilfreich sein.

Erstens lassen Sie sich genau schildern, welche negativen Gefühle er empfindet. Wann treten sie auf? Wie erlebt er sie? Die Schilderung sollte physische und emotionale Empfindungen einschließen.

Zweitens lokalisieren Sie den Ursprung des Traumas mithilfe von Hypnose. Stellen Sie sicher, dass der betroffene Ego-State alles sagen kann, was er sagen will, und achten Sie darauf, dass alle seine Bedürfnisse erfüllt sind, entweder durch besseres Verständnis, durch die Hilfe eines missverstandenen Widersachers oder mit Unterstützung von einem oder mehreren fähigen Ego-States. Es ist wichtig, dass der Klient eine vollständige Auflösung erlebt, während er sich in dem traumatisierten Ego-State befand. Dazu können ein oder zwei Sitzungen nötig sein.

Drittens führen Sie den Klienten in der Hypnose in eine aktuelle Situation, die vor der Traumaauflösung die negativen Gefühle hervorgerufen hätte. Beobachten Sie, ob die negativen Reaktionen vollständig ausgelöscht sind. Manchmal wird ein Trauma aufgelöst, doch dann stellt sich heraus, dass das Trauma nicht ursächlich für die negativen Gefühle war. Dieser dritte Schritt stellt sicher, dass das eigentliche Trauma aufgelöst wurde. Wenn ein anderes Trauma aufgelöst wurde, haben Klient und Therapeut trotzdem gute Arbeit geleistet. Sie können den Klienten bitten, anhand eines Lebensüberblicks festzustellen, ob oder wann Gefühle dieser Art, die er im Trauma erlebt hat, zu anderen Zeiten in seinem Leben präsent waren. Sie können ihn fragen, ob er diese Gefühle vor Kurzem empfunden hat. So erfahren sowohl Sie als auch der Klient, wie die Traumaauflösung dem Klienten geholfen hat. Wenn der Klient mithilfe einer Affektbrücke (Watkins/Watkins 1997) von seinen aktuellen Gefühlen unmittelbar zum Trauma übergeht, kann man in den meisten Fällen davon ausgehen, dass die Auflösung des Traumas die unerwünschten Reaktionen auflöst.

Wenn der Klient eine Reihe von Problemen hat, sind wahrscheinlich mehrere Traumaauflösungen nötig. Falls er im Hinblick auf ein einzelnes Traumaerlebnis nicht das Gefühl vollständiger Auflösung bekommt, braucht er möglicherweise mehr als eine einzige Traumaauflösung. Der Klient sollte in jedem Fall in diese Entscheidungen einbezogen werden.

3.2 Die Kommunikation der Ego-States verbessern

Im vorangegangenen Abschnitt ging es um eine der drei wesentlichen Funktionen der Ego-State-Therapie: das Auffinden von Ego-States, die Schmerz, ein Trauma, Wut oder Enttäuschung beherbergen, und das Streben nach Auflösung, Wohlbefinden und Selbstkompetenz. In diesem Abschnitt steht die zweite Funktion der Ego-State-Therapie im Mittelpunkt: die Verbesserung der funktionalen Kommunikation der Ego-States untereinander. Die Formulierung „Er ist im Frieden mit sich“ spiegelt eine gute Kommunikation von Ego-States. Innere Ruhe kehrt ein, wenn Ego-States einander respektieren und produktiv miteinander kommunizieren. Eine unzulängliche Kommunikation der Ego-States untereinander äußert sich in Bemerkungen wie: „Ich weiß nicht, was in mich gefahren ist. Ich wünschte, ich würde solche Dinge nicht sagen. Ich meine sie eigentlich nicht“, „ich hasse den Teil von mir, der so austickt“, „ein Teil von mir will den Schulabschluss machen, und ein anderer Teil will einfach nur abhauen“, „ich liebe ihn, ich hasse ihn, ich liebe ihn, ich hasse ihn“, „ich weiß, dass ich diese Arbeit fertigkriegen muss, aber ich gerate in einen Zustand, in dem ich gar nichts mehr tun will.“

Eine unzureichende Kommunikation der Ego-States untereinander macht sich auch in der physischen Gesundheit bemerkbar: Kopfschmerzen, Verspannungen und Migräne sind typische Symptome. Die Defizite in der Kommunikation oder ungelöste Traumata können sich auch in anderen körperlichen Beschwerden zeigen (siehe Abschnitt 3.1). Innerer Frieden fördert die psychische und die physische Gesundheit.

Unsere Ego-States haben große Ähnlichkeit mit einer weitläufigen Familie. Ein Mensch kann eine Familie von Ego-States darstellen, die gut miteinander kommuniziert und die gut funktioniert. Es kann aber auch Ego-States darunter geben, die sich nicht zugehörig fühlen, oder Gruppen von Ego-States, die gegen andere Ego-States arbeiten. Dabei muss man sich immer wieder in Erinnerung rufen, dass alle Ego-States ursprünglich zum Wohl des Menschen entstanden sind. Alle Anteile halten ihre Rolle für wichtig. Bisweilen verstehen einzelne Ego-States die Rolle anderer Ego-States nicht oder nehmen eine Rolle ein, die dem Menschen schadet (siehe 3.2.3).

Um die Kommunikation der Ego-States zu verbessern, ist es wichtig, das Vertrauen eines jeden Anteils zu gewinnen. Manchmal müssen sie ihre Rolle ändern. Sie müssen lernen, andere Anteile zu respektieren und mit ihnen zusammenzuarbeiten. Diese Arbeit kann frustrierend sein, sie erfordert Verhandlungsgeschick, kann aber den inneren Frieden fördern.

3.2.1 Mit Ego-States verhandeln

Bei Verhandlungen mit Ego-States des Klienten tritt der Therapeut als Vermittler auf. Sein Ziel ist es, interne Ressourcen dort hinzubringen, wo sie gebraucht werden. Dabei ist sein Verhandlungsgeschick gefragt. Manche Ego-States müssen lernen, andere Ego-States zu respektieren, Rollen zu tauschen, sich gegenseitig zu helfen und ihre kommunikativen Fähigkeiten zu verbessern.

1. Ego-States müssen einander respektieren.
Wenn ein Ego-State einen anderen nicht respektiert, respektiert der Mensch eine Facette seines Selbst nicht. Stellen Sie sich vor, dass ein Ego-State eines Menschen bei einer bevorstehenden Prüfung unbedingt gut abschneiden will. Ein anderer Ego-State will unbedingt ins Kino gehen und Zeit mit Freunden verbringen. Der Anteil, der ein gutes Prüfungsergebnis anstrebt, ärgert sich vielleicht über den geselligeren Anteil und mag ihn nicht. Diese innere Unstimmigkeit verursacht Unruhe und mindert den Selbstrespekt. Ego-State-Verhandlungen helfen den Ego-States, einander besser zu ver-

stehen und zu schätzen, miteinander zu kommunizieren und sich die Zeit so einzuteilen, dass beide ein gutes Gefühl dabei haben.

2. Manche Ego-States müssen lernen, Rollen zu tauschen.
Stellen Sie sich einen Klienten vor, der sehr nervös wird, wenn er vor Gruppen sprechen soll, und der sich in einer solchen Situation mit seiner Art, sich auszudrücken, sehr unwohl fühlt. Dieser Klient hat aber großen Spaß daran, zu Hause auf seinem Sofa zu sitzen und sich mit einem Freund zu unterhalten. Dann ist er gesprächig und erzählt lebhaft. Der Ego-State, der gesprächig ist und lebhaft erzählt, kann die Aufgabe übernehmen, vor Gruppen zu sprechen. Der Ego-State, den Gruppen nervös machen, hat vielleicht Spaß an einer neuen Aufgabe. Zwei oder mehr Ego-States können einen Rollentausch aushandeln. Manchmal ist ein Ego-State ganz froh, eine ungeliebte Aufgabe abzutreten und keine neue anzunehmen. Andere Ego-States brauchen die Gewissheit, eine neue Rolle ausfüllen zu dürfen, wenn sie die alte abgeben.

3. Ego-States helfen sich gegenseitig.
Unsere Familie der Ego-States ist komplex und dynamisch. Manche Ego-States fühlen sich schwach und verletzlich, andere dagegen stark und durchsetzungsfähig. Wir haben vielleicht einen Ego-State, der gerne nährt oder bemuttert, und einen, der das Gefühl braucht, bemuttert zu werden. Ein verletzlicher Ego-State, der sich bemuttern lassen möchte, verspürt möglicherweise große Erleichterung, wenn der nährende Ego-State dieses Bedürfnis erfüllt. Der nährende Ego-State wiederum wird ebenfalls von dieser internen Interaktion profitieren. Durch Ego-State-Verhandlungen kann sichergestellt werden, dass jeder Ego-State das bekommt, was er braucht.

4. Ego-States brauchen eine funktionierende Kommunikation.
Ego-States, die nicht gut miteinander kommunizieren, lassen sich mit Mitgliedern einer Familie vergleichen, deren Kommunikation nicht funktioniert. Missverständnisse können entstehen, Ego-States können Aufgaben übernehmen, für die sie nicht geeignet sind, die Vorzüge einer Kooperation werden nicht voll ausgeschöpft. Ego-State-Verhandlungen können Ego-States, die nie miteinander kommuniziert haben, dazu bringen, einen internen Dialog zu beginnen und beizubehalten. Auf diese Weise fördern diese Verhandlungen die Fähigkeit der Ego-States, konstruktiv zusammenzuarbeiten.

Positive Verhandlungen fördern

Um positive Verhandlungen der Ego-States untereinander zu fördern, ist es zunächst nötig, das Vertrauen der Ego-States zu gewinnen, mit denen Sie arbeiten werden. Wenn das Verhältnis der Ego-States von einer unzureichenden internen Kommunikation und einem Mangel an Respekt voreinander gekennzeichnet ist, gibt es meist auch Ego-States, die sich ausgegrenzt und nicht genügend wertgeschätzt fühlen. Diese Ego-States lassen sich normalerweise nur widerstrebend auf Gespräche ein und geben bisweilen an, dass sie fürchten, verjagt zu werden. Es ist wichtig, allen Ego-States zu versichern, dass sie respektiert werden und kein Ego-State gebeten wird, wegzugehen. Äußern Sie sich niemals abschätzig über einen Ego-State, wenn Sie mit einem anderen Ego-State sprechen. Wenn sich ein Ego-State über einen anderen beschwert, hören Sie zu und zeigen Sie Verständnis, aber sagen Sie nichts, was als Parteinahme gegen einen Ego-State interpretiert werden könnte. Das folgende Beispiel zeigt auf, wie ein Gespräch mit einem Ego-State ablaufen könnte, der sich über einen anderen beklagt. (Die Klientin ist hypnotisiert.)

Klientin: Ich hasse diesen Teil von mir, der immer nachgibt, wenn jemand Druck auf mich ausübt.
Therapeut: Das klingt frustrierend, wenn Sie sich zu Dingen verpflichtet sehen, die Sie eigentlich nicht tun wollen.

(Eine unangemessene Antwort wäre: „Ja, es ist nicht gut, so etwas zu tun." Diese Antwort würde von dem zuhörenden Ego-State als Missbilligung verstanden.)

Klientin: Ja, das ist es. Ich wünschte, ich würde das nicht immer wieder tun.
Therapeut: Ich bin sicher, dass es einen Grund gibt, weshalb Sie das tun. Ich würde gerne mehr über diesen Grund erfahren. Sind Sie einverstanden, wenn ich direkt mit dem Teil von Ihnen spreche, der Leuten manchmal nachgibt?
Klientin: Ja.
Therapeut: Danke. Jetzt möchte ich gern direkt mit dem Teil sprechen, der anderen manchmal nachgibt. Ich weiß, dass es einen Grund gibt, weshalb du das tust, und ich möchte mehr darüber erfahren. Wenn du bereit bist, Teil-der-manchmal-nachgibt, dann sag: ‚Ich bin da'. Dann können wir miteinander sprechen.

Respektvoll mit („Jetzt möchte ich gern direkt mit dem Teil sprechen, der anderen manchmal nachgibt.") und über („Ich bin sicher, dass es einen

Grund gibt, weshalb Sie das tun. Ich würde gerne mehr über diesen Grund erfahren.") Ego-States zu sprechen, hilft dem Therapeuten, Zugang zu Ego-States zu finden und die Basis für eine konstruktive Arbeitsbeziehung zu schaffen. Sobald diese Basis da ist, können die Verhandlungen beginnen. Man kann sich Ego-State-Verhandlungen als den Versuch vorstellen, in einer Gruppe von Menschen in einem dunklen Raum die bestmöglichen Beziehungen zu fördern. Sie können mit jedem einzelnen Gruppenmitglied sprechen und es nach seiner Funktion und nach anderen Leuten fragen, die es kennt. Sie können versuchen, bestehende Beziehungen zu verbessern und neue und konstruktive Beziehungen anknüpfen. Dies sind die Ziele der Ego-State-Verhandlungen. Dabei sind Geduld, Respekt und Kreativität gefragt. Die Ergebnisse können sehr tiefgreifend sein.

3.2.2 Neue Rollen für Ego-States

Eine der überzeugendsten Facetten der Ego-State-Therapie ist die Geschwindigkeit, mit der ihre Techniken dazu führen können, dass Ego-States alte Rollen aufgeben und neue übernehmen. Man kann Anteile bitten, anderen Anteilen intern zu helfen, indem sie etwa in die Rolle des internen Nährers oder Beschützers schlüpfen. Andere Ego-States kann man überreden, negative oder schädliche Funktionen aufzugeben (siehe Abschnitt 3.2.3) und positive Funktionen zu übernehmen.

Wenn Sie einen Ego-State zu einer neuen Rolle ermuntern, ist es ganz wichtig, sicherzustellen, dass er diese neue Rolle tatsächlich übernehmen will. Wenn er nur sagt, er wolle es versuchen, ergibt sich bestenfalls eine vorübergehende Veränderung. Die Verhandlungen müssen dazu führen, dass der Ego-State eine Rolle findet, von der er glaubt, dass er sie ausfüllen kann, und die er wirklich übernehmen will. Dieser Prozess erfordert möglicherweise Geduld und Kreativität und ist manchmal nur möglich, wenn sich andere Ego-States finden, die sich auf einen Rollentauch einlassen.

3.2.3 Arbeit mit schwierigen und böswilligen Ego-States

Einer der schwierigen Aspekte der Ego-State-Theorie und -Therapie, die gerade unerfahrene Therapeuten oft schwer verständlich finden, ist die Tatsache, dass manche Tiefen-Ego-States andere Ego-States ablehnen und sogar verletzen wollen. Man kann direkt mit diesen schwierigen und böswilligen Anteilen sprechen, und wenn sie schildern, was sie tun und warum sie es tun, offenbart sich die Komplexität der menschlichen Persönlichkeit.

Die Gründe für Aussagen und Verhaltensweisen, die man zuvor falsch verstanden hat, werden dem Therapeuten und dem Klienten klarer.

Selbstverletzendes Verhalten, Zwangshandlungen, psychosomatische Krankheiten, Suizidgedanken und unangemessenes Sozialverhalten, das man später oft bedauert – das sind nur einige Beispiele für die internen Aktivitäten von schwierigen und böswilligen Ego-States. Die Ego-State-Therapie bringt Licht in die unterbewussten Interaktionen, die zu solchen Verhaltensweisen führen. Sie stellt Techniken für die unmittelbare Arbeit mit diesen Ego-States zur Verfügung, mit deren Hilfe schwierige und böswillige Ego-States als konstruktive und positive Mitglieder in die Familie der Ego-States zurückgeführt werden können.

Die Entstehung schwieriger und böswilliger Ego-States

Warum sollte einer unserer Ego-States uns verletzen wollen? Warum sollte einer unserer Anteile sich auf eine Weise verhalten, die uns später furchtbar leidtut? Warum sollte einer unserer Anteile daran mitwirken, uns körperlich krank werden zu lassen und uns Kopfschmerzen oder Rückenschmerzen zu bescheren? Es ist kaum zu verstehen, dass wir selbst unser ärgster Feind sein können, ohne es zu wissen. Wie kann sich eine solche Persönlichkeitsstruktur herausbilden?

Ein 32-jähriger Klient stellte sich mit dem Problem von Heißhungerattacken vor. Er war übergewichtig und machte sich Sorgen um sein Gewicht und seine Gesundheit. Das erste Gespräch ergab, dass er sich gesund ernährte, wenn man von den Heißhungerattacken absah. Das damit oft einhergehende Problem des Erbrechens hatte er nicht.

Auch ein selbstverletzender Ego-State kann so entstehen. Selbstverletzung kann eine Flucht vor innerem Schmerz sein (indem man sich in einen Trancezustand versetzt), sie kann der Ausdruck von Wut sein, den ein Ego-State einem oder mehreren anderen gegenüber empfindet oder eine Kombination aus beidem. Offenkundig gibt es bei den Ego-States große Unterschiede in der Denkfähigkeit. Manche denken logisch und weise, andere reagieren mechanisch und können anfangs gar nicht denken. Gelegentlich spricht ein Tiefen-Ego-State von seinem Wunsch, einen anderen Ego-State oder sogar alle anderen Ego-States umzubringen. Er geht wahrscheinlich davon aus, dass er den Klienten töten kann, ohne selbst Schaden zu nehmen. Wie wir gleich sehen werden, haben diese Ego-States das Potential, neue Fähigkeiten, Einsichten und Rollen zu lernen.

Zugang zu schwierigen und böswilligen Ego-States finden

Bevor man Verhandlungen mit schwierigen und böswilligen Ego-States aufnehmen und ihnen so den Weg zu neuen Fähigkeiten, Einsichten und Rollen ebnen kann, muss man sich erst einmal einen Zugang zu diesen Ego-States verschaffen. Dieser Schritt gestaltet sich meist schwieriger als bei anderen Ego-States. Ein Ego-State, der weder intern von den anderen Ego-States noch extern von anderen Leuten gemocht wird, knüpft oft keine guten Erwartungen an eine Bereitschaft, sich für Gespräche zur Verfügung zu stellen. Typischerweise befürchten diese Ego-States, dass der Therapeut sie loswerden will. Meist halten sie es auch für absolut notwendig, weiterhin die gewohnte Rolle zu spielen. Diese Rolle ist nach ihrer Einschätzung die einzige, die sie ausfüllen können. Wenn sie wegfällt, werden sie demnach nutzlos oder bringen den Klienten in Gefahr.

■ *Um Zugang zu schwierigen oder böswilligen Ego-States zu bekommen, muss zunächst der Klient hypnotisiert und das Gespräch mit anderen Ego-States gesucht werden.*
Versuchen Sie nicht, mit einem schwierigen oder böswilligen Ego-State zu sprechen, bevor der Klient einen entsprechenden Hypnosezustand erreicht hat und problemlos zwischen einzelnen Ego-States wechselt. Diese Regel sollten Sie immer beherzigen, wenn Sie Kontakt mit Tiefen-Ego-States aufnehmen wollen.

■ *Äußern Sie in allgemeinen Aussagen Ihren Wunsch, mit allen Ego-States positiv zu arbeiten, und versichern Sie, keinen Ego-State loswerden zu wollen.*
Wenn Sie bereit sind, mit einem Ego-State zu sprechen, hört er wahrscheinlich schon zu, bevor Sie ihn in die Exekutive rufen. Wenn Sie klarmachen, dass Sie nicht vorhaben, einzelne Ego-States zu beseitigen, wird es leichter, mit einem schwierigen Ego-State ins Gespräch zu kommen. Sie könnten Ihre Absicht folgendermaßen formulieren: „Alle Ego-States sollen wissen, dass jeder Ego-State wichtig ist und ich keinen von ihnen loswerden will. Ich brauche die Hilfe aller Ego-States, und ich möchte mit jedem Ego-State zusammenarbeiten, um Hilfe bei dem Problem zu bekommen."

■ *Bitten Sie darum, unmittelbar mit dem schwierigen oder böswilligen Ego-State sprechen zu können.*
Wenn Ihnen ein anderer Ego-State bereits von dem schwierigen Ego-State erzählt hat, danken Sie ihm für die Information und fragen ihn, ob es ihm recht ist, wenn Sie jetzt direkt mit dem schwierigen Ego-State sprechen.

Diese Bitte wird fast nie abgelehnt; sie zeigt den Ego-States, dass Sie nicht parteiisch sind. Daher werden sie später eine größere Bereitschaft zur Zusammenarbeit zeigen, wenn Sie ihre Hilfe brauchen. Dann können Sie sagen: „Ich möchte jetzt mit dem Ego-State sprechen, der die Kopfschmerzen verursacht. Sag: ‚Ich bin da', wenn du bereit bist zu sprechen."

Wenn Sie Ihnen keiner der anderen Ego-States von der Existenz eines schwierigen Ego-States berichtet hat, können Sie eine allgemein gehaltene Bitte formulieren, mit dem Ego-State zu sprechen, der mit dem Problem zu tun hat: „Ich möchte mit dem Ego-State sprechen, der mit dem Ritzen zu tun hat, oder mit einem Ego-State, der von diesem Ego-State weiß. Ich weiß, dass es ein starker Ego-State sein muss, und ich würde wirklich gerne mit ihm reden. Sag einfach: ‚Ich bin da', wenn du bereit bist zu sprechen."

Es ist nicht ungewöhnlich, dass sich ein Ego-State zu Wort meldet, der von dem schwierigen oder böswilligen Ego-State weiß, wenn dieser nicht bereit ist zu sprechen. Sie können den informierten Ego-State bitten, als Dolmetscher zwischen Ihnen und dem schwierigen Ego-State zu fungieren. Normalerweise sind die Dienste des Dolmetschers nur für wenige Sätze nötig; der schwierige Ego-State ist diese Art der Kommunikation bald leid und spricht dann direkt mit Ihnen. Das erkennen Sie an einer Veränderung in Ton und Wortlaut, wenn es nicht mehr „er tut", sondern „ich tue" heißt.

Eine neue Rolle für schwierige und böswillige Ego-States aushandeln

Wie ich bereits in Kapitel 1 erwähnt habe, glaube ich nicht, dass sich ein Ego-State zerstören oder entfernen lässt. Bisweilen sagt ein Ego-State, dass er geht, doch solche Ego-States scheinen im Verborgenen zu lauern und können zurückkehren und wieder mit Ihnen sprechen, wenn man sie darum bittet. Wenn sich also ein Ego-State einverstanden erklärt zu verschwinden, ist damit ein Problem nur beiseitegeschoben, nicht aber aufgelöst. Da nicht aufgelöste Probleme und Ego-States ein Gefühl der Unruhe und psychische oder physische Beschwerden hervorrufen können, ist es mir wesentlich lieber, Ego-States zu einer positiven Rolle zu verhelfen, statt den Versuch zu unternehmen, sie zu entfernen oder zum Gehen aufzufordern. Die Versicherung, dass sie bleiben können, macht Ego-States eher bereit, zu sprechen und konstruktiv mitzuarbeiten.

Ego-States, die Klienten Probleme verursachen, sind normalerweise bei anderen Ego-States nicht sehr beliebt. Manchmal sind sogar alle anderen Ego-States gegen sie. Dadurch kann sich der schwierige Ego-State isoliert und missverstanden fühlen. Mit diesem Wissen hat der Therapeut ein weiteres Mittel an der Hand, eine Rollenveränderung zu bewirken, denn es scheint, als wollten Ego-States gemocht werden. Allerdings kann es sein, dass sie dieses Bedürfnis zunächst abstreiten. Nachfolgend seien einige Schritte in den Verhandlungen mit schwierigen und böswilligen Ego-States erläutert.

- *Gewinnen Sie das Vertrauen des Ego-States.*
Ich sage dem Ego-State gerne, dass ich einigen seiner Eigenschaften Respekt entgegenbringe: „Ich sehe, dass du ein sehr starker Ego-State bist. Ich möchte diesem Menschen wirklich helfen und brauche deine Hilfe, um das tun zu können. Ich glaube nicht, dass ich diesem Menschen ohne deine Unterstützung helfen kann."

- *Appellieren Sie an den Ego-State, indem Sie ihn an seine Mission erinnern.*
Ego-States sind entstanden, um dem Menschen zu helfen. Wenn Sie den Ego-State daran erinnern, warum es ihn überhaupt gibt, ist er meist eher geneigt, seine Mission zu erfüllen und dem Menschen zu helfen. „Ich weiß, dass du angefangen hast, um diesem Menschen zu helfen. Ich bin mir nicht sicher, ob du es gemerkt hast, aber einige der Dinge, die du tust, tun diesem Menschen wirklich weh. Ich möchte, dass wir beide zusammenarbeiten, sodass wir beide diesem Menschen helfen können."

- *Erinnern Sie den Ego-State an seine Beziehung zu den anderen Ego-States.*
Ego-States wollen gemocht und geschätzt werden. Schwierige und böswillige Ego-States erfahren kaum Wertschätzung. Oft behaupten sie, dass es ihnen egal ist, was die anderen Ego-States von ihnen halten. Nehmen Sie ihnen das nicht ab! Ich habe noch keinen Ego-State erlebt, der angesichts der Wertschätzung durch andere Ego-States nicht weich wurde: „Es kann kein gutes Gefühl sein, wenn die anderen Ego-States einen nicht mögen. Wäre es nicht schön, eine Rolle zu haben, bei der du mit anderen Ego-States zusammenarbeiten kannst, die dir ihre Zuneigung einbringen würde und bei der sie deine Leistung zu würdigen wissen?" Darauf antworten die Ego-States meist: „Ich habe nur eine einzige Fähigkeit, und das ist das, was ich tue" (Ego-States können neue Rollen erlernen, auch wenn sie es erst nicht für möglich halten), oder: „Sie würden mich sowieso nicht mögen" (Ego-States können ihre Meinung zu einem Ego-State, der eine positive Rolle einnimmt, erstaunlich schnell ändern).

- *Helfen Sie dem Ego-State, eine neue Rolle zu finden, die er gut ausfüllen kann.*
Wenn Sie die Funktion eines Ego-State verstehen, fällt es Ihnen leichter, eine positive Rolle zu finden, die er ausfüllen kann. Ein Ego-State, der den Menschen krank machen kann, kann auch dafür sorgen, dass er sich besser fühlt. Ein Ego-State, der den Menschen davor bewahrt, die Schmerzen von Selbstverletzungen zu spüren, ist vielleicht gut geeignet, ihn z. B. beim Musikhören in einen Trancezustand zu versetzen und ihn so an einem sicheren Ort zur Ruhe kommen zu lassen.

- *Regen Sie neue interne Beziehungen an, wenn der Ego-State eine neue Rolle übernommen hat.*
Fragen Sie andere Ego-States, was sie von der neuen Rolle halten. Ermuntern Sie sie, sich mit dem veränderten Ego-State anzufreunden. Fragen Sie den ehedem böswilligen Ego-State, wie er sich angesichts der Zuwendung und Wertschätzung der anderen Ego-States fühlt. Nachdem neue Rollen herausgearbeitet wurden, ermuntern Sie die Ego-States, sich gegenseitig zu helfen.

- *Fragen Sie den Ego-State, ob er einen neuen Namen möchte.*
Oft möchten Ego-States, die eine neue Rolle übernehmen, ihren Namen ändern. Ein Ego-State, der sich selbst als „Verstümmler“ bezeichnet hat, würde nun vielleicht lieber „Musikhörer“ heißen. Es kommt auch vor, dass ein Ego-State, der seine Rolle beibehält, aber gelernt hat, sie zur richtigen Zeit einzusetzen, seinen ursprünglichen Namen behalten will. „Eigensinnig“ hat gelernt, nur dann eigensinnig zu sein, wenn es angemessen ist. „Wut“ hat gelernt, sich nur bei Gefahr offen zu erkennen zu geben und sich zu anderen Zeiten mithilfe eines durchsetzungsfähigen Ego-States bemerkbar zu machen. Daher möchten diese Ego-States die Namen „Eigensinnig“ und „Wut“ vielleicht behalten.

Die Arbeit mit schwierigen und böswilligen Ego-States kann bereichernd sein. Sie erfordert Geduld und Kreativität, doch sie kann unerwünschte Symptome verschwinden lassen und dem Klienten das Gefühl geben, im Frieden mit sich selbst zu sein. Möglicherweise zum ersten Mal, solange er zurückdenken kann.

3.2.4 Wann ist die Kommunikation der Ego-States ausreichend?

Eine unzureichende interne Kommunikation zeigt sich daran, dass der Klient unruhig ist, Schwierigkeiten hat, Entscheidungen zu treffen, oder Stärken nicht ausschöpfen kann. Auch ungelöste Traumata können beim Klienten Unruhe verursachen. Wenn er das Gefühl hat, im Frieden mit sich zu sein, kann man davon ausgehen, dass Traumata gelöst sind und die Ego-States untereinander ihre Rollen respektieren. Jeder Ego-State sollte die Rolle der anderen Ego-States respektieren, und in der Familie der Ego-States sollte das Bemühen um Kooperation und gegenseitiges Verständnis erkennbar sein. Auf die folgende allgemein gehaltene Frage dürften Sie, wenn alles im Lot ist, keine Antwort bekommen: „Gibt es Ego-States, denen die Rolle oder Funktion eines anderen Ego-State nicht behagt? Ich würde gerne wissen, ob es einen Ego-State gibt, der nicht mit einem anderen Ego-State zurechtkommt. Sag einfach: ‚Ich bin da', wenn du mit der Rolle oder Funktion anderer Ego-States nicht zufrieden bist."

3.3 Sich der eigenen Ego-States bewusst werden

Jemand, der seine Ego-States nicht kennt, kennt sich selbst nicht. Wir wissen zwar meist, wie wir auf bestimmte Situationen reagieren und was wir von uns selbst erwarten sollten, doch ohne Kenntnis unserer persönlichen Ego-State-Landkarte und der Gefühle und Eigenarten unserer Ego-States können wir unser Selbst nicht wirklich verstehen. Dabei sollte man immer daran denken, dass die Familie der Ego-States, die Ego-State-Landkarte, bei jedem Menschen anders strukturiert ist. Die Struktur der Ego-States eines Menschen richtet sich nach seinen Lebensumständen und dem Bemühen, damit zurechtzukommen.

3.3.1 Eine Landkarte der Ego-States erstellen

Beim Erstellen einer Ego-State-Landkarte findet man heraus, welche Ego-States ein Mensch hat, welche Rollen sie haben, welche Ego-States andere kennen, wie ihre Kommunikation beschaffen ist und wie man die einzelnen Ego-States in die Exekutive holt, sodass man sie einsetzen kann, wenn sie den größten Nutzen bringen. Für eine gute Ego-State-Landkarte muss der Klient hypnotisiert werden; ohne Hypnose lassen sich nur die Oberflächen-Ego-States erfassen, die im Alltag exekutiv sind.

Bei therapeutischen Interventionen zur Auflösung von Traumata oder zur Verbesserung der Kommunikation zwischen Ego-States arbeitet man bis zu einem gewissen Grad auch mit einer Ego-State-Landkarte, da es unerlässlich ist, sich sorgfältige Notizen zu allen Ego-States zu machen, mit denen man Kontakt aufnimmt. Diese Interventionen unterscheiden sich insofern von Sitzungen, bei denen es ausschließlich um das Erstellen einer Ego-State-Landkarte geht, als der Kontakt zu den Ego-States allein mit der Absicht hergestellt wird, die unmittelbaren Ziele der Therapie zu erreichen. Es ist dabei nicht geplant, die Ego-State-Landkarte der Klienten zu ergänzen. Eine Ego-State-Landkarte wird erstellt, um dem Klienten Informationen an die Hand zu geben, die ihm zu größerer Leistungsfähigkeit, größerer Zufriedenheit und mehr Lebensfreude verhelfen sollen. Beachten Sie, dass sich beim Erstellen einer Ego-State-Landkarte Traumata und/oder unzureichende Kommunikation unter Ego-States zeigen können. In einem solchen Fall sollten Sie einen Klienten, der ausdrucklich um eine Sitzung zum Erstellen einer Ego-State-Landkarte gebeten hat, fragen, ob er damit einverstanden ist, die Sitzung auf eine therapeutische Intervention auszuweiten.

Offenbar kann man sich nicht selbst seine eigene Ego-State-Landkarte erstellen. Wir brauchen die Hilfe eines Hypnotherapeuten, um unsere Ego-States und vor allem unsere Tiefen-Ego-States zu entdecken.

Im Verlauf einer Sitzung zum Erstellen einer Ego-State-Landkarte beschränken sich die Gespräche mit den einzelnen Ego-States auf die folgenden Punkte:

1. seine Rolle,
2. seinen Namen,
3. sein Wissen über andere Ego-States,
4. seine Haltung anderen Ego-States gegenüber und
5. seine Bereitschaft, bei Kommunikation oder Rolle zu helfen.

1. Die Rolle des Ego-States

Als ersten Schritt beim Erstellen einer Ego-State-Landkarte bemüht man sich um einen Zugang zu Ego-States, wie es in Kapitel 2 erläutert wird. Es ist hilfreich, große unbeschriebene Papierbögen zur Hand zu haben. Wenn Sie mit einem Ego-State sprechen, fragen Sie ihn zunächst nach seiner Rolle. Die Antwort liefert Ihnen wichtige Informationen für die Namenssuche.

2. Der Name des Ego-States

Dann fragen Sie den Ego-State, wie Sie ihn nennen sollen. Notieren Sie sich die Namen, die er gerne hätte, und zeichnen Sie einen Kreis darum. Auf diese Weise ist er leichter auffindbar, wenn sich der Papierbogen allmählich mit Wörtern, Linien und Pfeilen füllt. Es kommt recht häufig vor, dass ein Ego-State Schwierigkeiten hat, sich einen Namen auszusuchen, und vielleicht müssen Sie selbst einen vorschlagen. Dabei müssen Sie unbedingt darauf achten, dass der Namensvorschlag akzeptabel für den Ego-State sein könnte. Wenn die Rolle des Ego-States z. B. darin besteht, aufzuräumen und zu putzen, könnten Sie ihn fragen, ob Sie ihn „Reinigungskraft" nennen sollen. Ein Name ist wichtig, damit Sie den Ego-State jederzeit in die Exekutive bitten und ihn den anderen Ego-States gegenüber kenntlich machen können. So können Sie die anderen fragen, ob sie „Reinigungskraft" kennen.

Geben Sie einem Ego-State immer die Möglichkeit, sich selbst einen Namen auszusuchen. Teilen Sie ihm keinen Namen zu, ohne sich zu vergewissern, dass er damit einverstanden ist. Manchmal gibt sich ein Ego-State einen negativen Namen wie „Dummkopf". In einem solchen Fall suche ich nach einem weniger negativen Namen, mit dem der Ego-State zufrieden ist. Wenn er sich jedoch auf keine Namensänderung einlassen will, akzeptiere ich den negativen Namen. Im Verlauf der Therapie passiert es häufig, dass sich ein Ego-State zuerst einen negativ klingenden Namen gibt und ihn später gegen einen positiver klingenden austauscht, der die Veränderung seiner Rolle oder Funktion widerspiegelt.

3. Sein Wissen über andere Ego-States

Die meisten Ego-States kommunizieren häufig mit einem anderen oder mehreren anderen Ego-States. Beim Erstellen einer Ego-State-Landkarte ist es hilfreich, herauszufinden, welche Ego-States sich untereinander kennen und miteinander kommunizieren. „Welche Ego-States kennst du?" lautet eine passende Frage. Alternativ könnten Sie den ausführenden Ego-State fragen, ob er Ego-States kennt, die Sie bereits gefunden haben. Ich verbinde die Kreise der Ego-States, die sich kennen, gerne mit einem Bleistiftstrich. Oft gibt es Gruppen von Anteilen, die sich gut kennen und zusammenarbeiten. Es kann sein, dass sie kaum oder gar keinen Kontakt zu anderen Ego-States oder Gruppen von Ego-States haben. Manche Oberflächen- und Tiefen-Ego-States wissen nichts von der Existenz anderer Tiefen-Ego-States.

4. Seine Haltung anderen Ego-States gegenüber

Entlang der Bleistiftlinie, die Ego-States miteinander verbindet, die sich kennen und miteinander kommunizieren, notiere ich mir, wie die Ego-States über einander denken und fühlen. Oberhalb der Linie zeichne ich einen Pfeil in eine Richtung, unterhalb der Linie einen in die andere Richtung. So kann ich sehen, wie die Anteile übereinander denken. Wenn z. B. der Ego-State „Beschützer" den Ego-State „Hedonist" nicht mag, halte ich diese Abneigung an dem Pfeil fest, der von „Beschützer" zu „Hedonist" zeigt. Unterhalb der Linie zeigt der Pfeil in die entgegengesetzte Richtung, und darauf notiere ich, wie „Hedonist" über „Beschützer" denkt.

5. Seine Bereitschaft zu helfen
Ein wichtiger Aspekt beim Erstellen einer Ego-State-Landkarte ist die Hilfsbereitschaft der unterschiedlichen Ego-States. Für den Klienten ist es hilfreich, von einem Ego-State zu erfahren, der besonders durchsetzungsstark ist und mit anderen Menschen interagieren kann, wenn der Klient ihn in die Exekutive holt. Einen weisen Ego-State kann man je nach Situation bitten, entweder einem durchsetzungsstarken oder einem häufig wütenden Ego-State zur Seite zu stehen. Mit der Ego-State-Landkarte kann man dem Klienten ihr Potential aufzeigen und ihm die nötige Bewusstheit vermitteln, die er braucht, um es auszuschöpfen.

3.3.2 Warum man seine Ego-States kennen sollte

Über seine Ego-States Bescheid zu wissen hat mehrere Vorteile. Einige meiner Klienten sagen, dass sie sich viel besser fühlen, weil sie jetzt wissen, wer sie sind und warum sie so sind, wie sie sind. Unsere eigenen Ego-States zu erleben und zu verstehen, was jeder einzelne von ihnen empfindet, stellt eine wichtige Erkenntnis unseres Wesens dar. Manche Klienten sagen, dass sie sich für verrückt hielten, weil ihre Stimmung scheinbar willkürlich umschlug. Wenn sie ihre Ego-States kennenlernen, wissen, woher sie kommen und welche Funktion sie jeweils haben, ergibt es einen Sinn. Sie fühlen sich selbstkompetent und eher in der Lage, ihr Leben zu bestimmen. Im folgenden Abschnitt wird beleuchtet, wie das Wissen über unsere Ego-States zur Entfaltung unserer Persönlichkeit und zu unserer Lebensfreude beiträgt.

3.3.3 Persönliche Entwicklung durch die Ego-State-Therapie

Unsere Ego-States zu kennen, kann unsere persönliche Entwicklung in mehrfacher Hinsicht fördern. Hier seien einige Vorzüge genannt:

- Wir können zu einem angemessenen Zeitpunkt durchsetzungsstark sein.
- Wir können zu einem angemessenen Zeitpunkt wütend sein.

- Wir können selbstbewusst sprechen.
- Wir können die emotionale Tiefe unserer Kindheit unabhängig vom Alter sicher erleben.
- Wir können Liebe empfinden.
- Wir können Kritik annehmen, ohne uns ausgeschimpft zu fühlen.
- Wir können unser logisches Selbst sein, wo es angemessen ist.
- Wir können unser geselliges Selbst sein, wo es angemessen ist.
- Wir sind gesünder.

Eine Umarmung kann eine außergewöhnliche Erfahrung sein, wenn man in einem verletzlichen Kind-Ego-State ist. Wenn man in einem intellektuellen Ego-State ist, fühlt sie sich kalt und unbehaglich an.

Es sind unsere Gefühle, die uns definieren, unsere Fähigkeit, Liebe, Ehrfurcht, Staunen, Angst und sogar Hass zu empfinden. Wir sind emotionale Menschen in einer wunderbar emotionalen Welt. Allzu oft verlieren wir die Fähigkeit, Kind zu sein, oder an das zu denken, was wir wollen, und nicht nur an das, was wir haben „sollten". Wir bestehen aus einer großen Anzahl von Ego-States, die eine riesige Bandbreite an Potential mitbringen. Unsere erfreulichsten Ego-States sind die Kind-Ego-States. Es erfordert eine Mischung aus Mut und Weisheit, bereitwillig in sie hineinzugehen.

Wenn wir älter werden, lernen viele von uns, dass es leichter ist, sich von den verletzlicheren Kind-Ego-States fernzuhalten, die die Fähigkeit haben, sich zu begeistern, zu lieben und zu staunen, zugleich aber auch die Fähigkeit, verletzt und verängstigt zu sein. Wir haben nicht nur diese zarten inneren Ego-States, sondern auch die, deren Aufgabe es ist, sie zu beschützen. Diese Ego-States sind ein bisschen schroff und hart, sie haben eine äußere Schale oder eine scharfe Zunge. Wenn wir unsere Ego-States kennenlernen, können wir einen verletzlichen Kind-Ego-State in die Exekutive lassen, sodass es sicher sein und die Wärme einer Umarmung spüren und Liebe, Ehrfurcht und vieles mehr erleben kann. Ein weiser Ego-State kann die Rolle eines Verkehrspolizisten übernehmen, der aufpasst, ob die Zeit sicher ist und der Kind-Ego-State in die Exekutive darf, und der entscheidet, wann der Kind-Ego-State Schutz braucht. Dann ruft er einen robusteren Beschützer-Ego-State zu Hilfe. Das Ziel ist es, intensive Gefühle zu erleben, ohne sich ausgeliefert zu fühlen.

Wir können lernen, dass es sicher ist, einen verletzlichen Kind-Ego-State (nicht alle Kind-Ego-States sind verletzlich) in die Exekutive zu holen, wenn wir mit jemandem zusammen sind, dem wir vertrauen. Es ist wichtig, verletzliche Ego-States nur dann exekutiv werden zu lassen, wenn es sicher ist, und Beschützer-Ego-States ihre Arbeit machen zu lassen, wenn es nicht sicher ist. Es wäre keine gute Idee, einen verletzlichen Ego-State mit jemandem zusammenzubringen, der ihm wahrscheinlich wehtut. Das würde dazu führen, dass der verletzliche Ego-State nur ungern wieder hervorkommt. Je größer die Verletzung, desto größer ist auch der Widerwille, wieder exekutiv zu werden. Daher ist es sinnvoll, einen weisen Ego-State entscheiden zu lassen, wann es sicher ist, einen verletzlichen Kind-Ego-State in die Exekutive zu holen.

3.3.4 Wie viele States sollte man kennen?

Auf einer Ego-State-Landkarte werden wahrscheinlich nie alle Ego-States erfasst. Es liegt im Ermessen des Einzelnen, wie detailliert seine Landkarte ausfallen soll. In einer einzigen Sitzung kann man neben den meisten Oberflächen-Ego-States, die am häufigsten exekutiv sind, normalerweise auch ein paar Tiefen-Ego-States aufnehmen, sodass Klient und Hypnotherapeut am Ende die Bekanntschaft von fünf bis fünfzehn Ego-States gemacht haben. Sich mit dieser Anzahl an Ego-States vertraut zu machen, vor allem mit den alltäglichen Oberflächen-Ego-States, kann für einen Klienten eine große Bereicherung darstellen. Die tatsächliche Anzahl unserer Ego-States ist jedoch viel größer.

Manche Klienten wünschen sich ein tiefgreifenderes Verständnis ihrer Ego-State-Struktur und möchten mehr über ihre Tiefen-Ego-States erfahren. Diese Tiefen-Ego-States wirken sich bisweilen auf unser Verhalten und unsere Befindlichkeit aus und besitzen oftmals Stärken, die wir nur selten nutzen. Ein Klient, der mehr über diese Anteile erfährt, gelangt zu wichtigen Erkenntnissen über seine Persönlichkeit, Stärken und Ressourcen. Darüber hinaus bekommt er durch Aussagen der Tiefen-Ego-States recht detaillierte Einblicke in die Geschichte seiner Erlebnisse, die in Kind-Ego-States gespeichert sind. Dabei muss man anmerken, dass die Erinnerung von Ego-States nicht immer präzise ist. Das gilt sowohl für Oberflächen- als auch für Tiefen-Ego-States, wie man anhand von abweichenden Schilderungen der Zeugen eines Autounfalls feststellen kann.

Für eine eingehendere Ego-State-Landkarte braucht man mehrere Sitzungen, vor allem, wenn gleichzeitig an der Auflösung von Problemen gearbeitet wird. Durch diese intensive Beschäftigung mit seinen Ego-States gelangt der Klient zu einem tiefen Verständnis seines Selbst und seiner persönlichen Geschichte. Selbst ohne die Arbeit an problematischen Themen wird er seinen Alltag besser bewältigen und mehr Lebensfreude empfinden. Diese detailliertere Ego-State-Landkarte führt zu derselben Art von Bewusstheit, die traditionelle Psychoanalytiker mit einer Analyse zu erreichen hoffen. Mithilfe einer Ego-State-Landkarte gelangt man in wenigen Sitzungen zu diesem Ergebnis, während man bei der Psychoanalyse zahlreiche Sitzungen über mehrere Jahre braucht.

Es kommt recht häufig vor, dass man beim Erstellen der Ego-State-Landkarte auf Traumata stößt, egal wie detailliert die Landkarte sein soll. In einem solchen Fall muss der Therapeut den Klienten fragen, ob er eine Auflösung des Traumas oder der Traumata wünscht. Wenn sich der Klient allein wegen einer Ego-State-Landkarte vorgestellt und keinen Bedarf an therapeutischer Intervention angezeigt hat, ist eine mündliche Vereinbarung zwingend notwendig, bevor an der Problemauflösung gearbeitet wird. Oft kann man mit der Ego-State-Landkarte fortfahren, und der Klient kann nach der Sitzung entscheiden, ob er noch einmal wiederkommen und sich den Themen zuwenden will, die aufgetaucht sind. Gelegentlich bietet sich während der Arbeit an der Ego-State-Landkarte eine einzigartige Möglichkeit, Probleme zu verarbeiten. In einem solchen Fall können Sie den Klienten direkt fragen, ob er daran arbeiten will oder nicht. Dabei sollten Sie berücksichtigen, dass sich der Klient näher am Trauma fühlt, wenn Sie das Trauma offenlegen, ohne daran zu arbeiten. Grundsätzlich ist die Verarbeitung von Traumata besser, als sie unverarbeitet liegen zu lassen, doch die Entscheidung darüber liegt immer beim Klienten.

4 Anwendung der Ego-State-Therapie

Die Ego-State-Therapie wird am häufigsten dort angewandt, wo es gilt, Traumata zu finden und zu lösen, die Kommunikation der Ego-States untereinander qualitativ zu verbessern und dem Klienten Kenntnisse über seine Persönlichkeitsanteile und Zugangsmöglichkeiten zu seinen Ego-States zu vermitteln. Im folgenden Kapitel geht es um einige spezielle Anwendungsbereiche, in denen sich die Ego-State-Therapie bewährt hat. Dabei handelt es sich jedoch nicht um eine vollständige Liste der Anwendungsmöglichkeiten dieser Therapieform; die vorgestellten Beispiele wurden ausgewählt, weil sie besonders geeignet sind, die Arbeit nach der Ego-State-Theorie darzustellen. Die Ego-State-Therapie ist eine relativ junge Therapieform, die sich stetig weiterentwickelt. Je bekannter sie wird und je häufiger sie eingesetzt wird, desto mehr werden sich neue Einsatzbereiche erschließen.

4.1 Paarberatung

Wenn zwei Menschen eine gute Beziehung aufrechterhalten wollen oder einfach Schwierigkeiten haben, ihre Beziehung fortzuführen, eine beschädigte Beziehung heilen oder eine vielversprechende Beziehung verbessern möchten, suchen sie manchmal Hilfe in einer Paarberatung. Die Ego-State-Therapie hilft Paaren, indem sie Kommunikation und Bewusstheit des Selbst und des Partners fördert. Die Beziehungshilfe kann auch darin bestehen, dass die Ego-State-Therapie den Partnern hilft, Störfaktoren innerhalb der Beziehung zu beseitigen, indem sie ihre individuellen Traumata löst und für eine verbesserte Kommunikation der eigenen Ego-States sorgt.

Beziehungsprobleme können die unterschiedlichsten Ursachen haben. Die drei wichtigsten Problemfelder sind: Unterschiede in der Beziehungsphilosophie, Kommunikationsprobleme und individuelle Probleme, die einer der Partner erlebt und die sich negativ auf die Beziehung auswirken. Die Ego-State-Therapie zielt zwar nicht darauf ab, Vorstellungen oder Philosophien zu ändern, doch es kann trotzdem hilfreich sein, sich anzusehen, welche unterschiedlichen Vorstellungen Partner von einer Beziehung haben und wo diese Unterschiede zu Problemen führen können. Unterschiedliche Vorstellungen finden sich z. B. in den folgenden Bereichen:

- Religiöse Vorstellungen: Sie können von unterschiedlichen Glaubensgrundsätzen bis zu Überlegungen reichen, wie oder wie oft ein Glaube ausgeübt werden sollte.
- Kinder: Wollen beide Partner Kinder? Wenn ja, wie viele? Wie sollten die Kinder erzogen werden?
- Rollen: Wie werden die Aufgaben verteilt?
- Geld: Woher kommt das Geld? Wie viel sollte das Paar oder der einzelne Partner ausgeben und wofür? Wie kommt es zu Entscheidungen über Ausgaben oder Sparmaßnahmen?
- Andere Beziehungen: Welche Art von anderen Beziehungen ist akzeptabel? Wie viel Zeit sollte dafür zur Verfügung stehen, als Paar zu interagieren?
- Urlaub und Freizeit: Womit sollte man diese Zeit verbringen (z. B. Berge, Cafés, Shoppen, zu Hause)?
- Verwandte: Welche Rolle spielt die Verwandtschaft in der Beziehung? Wie viel Zeit verbringt man mit ihr?
- Beruf: Wie wichtig ist der Beruf der Partner? Wessen Beruf bestimmt den Wohnort des Paares?
- Sexualität: Häufigkeit und Art sexueller Aktivitäten und was innerhalb der Beziehung akzeptabel ist (aufreizende Filme, Shows, Wäsche, Flirts, andere Partner).
- Gesundheit und Fitness: Essgewohnheiten und sportliche Aktivitäten. Was wird gegessen? Welche körperliche Fitness ist wichtig? Welche legalen (z. B. Koffein, Nikotin, Alkohol) oder illegalen Drogen (z. B. Marihuana, Kokain, Heroin) sind akzeptabel?
- Offenheit: Welche Informationen werden in welchem Ausmaß mit dem Partner geteilt? Wie ehrlich und vertrauenswürdig ist die Beziehung?
- Stieffamilien: Beziehungen zu Ex-Partnern oder Stiefkindern können Probleme mit sich bringen.

Diese Liste deckt den Bereich der Beziehungsphilosophie nur teilweise ab. Wenn man sie sich ansieht, fragt man sich, wie es Paaren jemals gelingt, eine Beziehung aufrechtzuhalten. Und trotzdem gelingt es vielen. Wenn die Vorstellungen der Partner in einem Punkt auseinandergehen, ist Kommunikation sicherlich das wichtigste Mittel, damit umzugehen. Gute Kommunikation ist das A und O einer guten Beziehung.

Ein großes Kommunikationsproblem, mit dem sich Paare immer wieder konfrontiert sehen, hat mit dem Ego-State zu tun, von dem aus die Partner jeweils kommunizieren. Es ist wichtig, dass beide Partner das ausdrücken können, was sie denken und empfinden, und sich gehört und verstanden fühlen. Damit das passiert, muss der ausführende Ego-State mit einem Ego-State des Partners sprechen können, der hört und versteht, was gesagt werden muss.

Ein wütender Ego-State eines Partners sollte nicht zur selben Zeit exekutiv sein wie ein verletzter Ego-State des anderen Partners. Das würde nur dazu führen, dass sich der wütende Ego-State abgelehnt und unverstanden fühlt und möglicherweise noch wütender wird. Der verletzte Ego-State des anderen dagegen fühlt sich angegriffen. Wenn ein Partner von einem wütenden Ego-State aus spricht, muss der andere in einem distanzierteren, intellektuellen und verstehenden Ego-State sein, um das zu hören, was gesagt wird, es zu verarbeiten und Verständnis zu zeigen, ohne dabei aus der Fassung zu geraten. Dieser intellektuelle Ego-State muss nicht mit dem übereinstimmen, was der wütende Ego-State sagt, muss aber Verständnis für die Perspektive des anderen zeigen.

Ein Ego-State mit aufgestauten Gefühlen muss in der Lage sein, diese Gefühle aufzulösen. Wenn sich die aufgestauten Gefühle gegen den Partner richten, löst man sie am besten dadurch auf, dass man sie dem Partner gegenüber ausdrückt. Gefühle auszudrücken und sich gehört fühlen: Das ist, als würde man Dampf aus einem Druckkochtopf ablassen.

Man kann sich eine Paarberatung als einen Prozess mit vier Phasen vorstellen: Es gibt die individuelle Phase, die Phase gemeinsamen Lernens, die Verhandlungsphase und die Übungsphase. Nicht alle Phasen müssen abgeschlossen sein, bevor sich eine Beziehung bessert, doch das Potential der Beziehung entfaltet sich erst nach Vollendung aller Phasen.

Vor der ersten Phase gilt es herauszufinden, ob tatsächlich beide Partner den Wunsch haben, die Beziehung fortzusetzen. Wenn nicht beide bereit sind, an der Beziehung zu arbeiten, ist eher eine Art von Trennungsberatung angebracht. Vorausgesetzt, beide Partner möchten die Beziehung verbessern, braucht man für eine Ego-State-Paarberatung mindestens sieben Sitzungen. In der ersten Sitzung treffen sich die Partner mit dem Therapeuten und beschreiben und definieren ihr Problem. Bei dieser Gelegenheit kann der Therapeut die Vorgehensweise der Ego-State-Landkarte erläutern. Die individuelle Phase verläuft über mindestens zwei Sitzungen (für jeden Klienten eine), kann aber je nach Bedarf auch sehr viel länger dauern.

Die verbleibenden drei Phasen lassen sich mit einer einzigen Sitzung pro Partner durcharbeiten, es können aber auch wesentlich mehr sein. Wie viele Sitzungen man braucht, hängt letztendlich von den Partnern selbst ab. Im Anschluss an die vierte Phase folgt eine letzte Sitzung, in der sichergestellt werden soll, dass die Partner ihre Ego-States gemeinsam positiv nutzen können. Paarberatungen laufen normalerweise nach dem folgenden Stundenplan ab. Je nach Paar kann die Zeitdauer der einzelnen Phasen (vor allem der individuellen Phase) variieren.

- 1. Woche: Definitionssitzung: Die Partner nehmen gemeinsam daran teil, bestimmen das Problem und signalisieren die Bereitschaft, Zeit und Mühe in die Beziehung zu investieren.
- 2.-3. Woche (kann bei Bedarf ausgedehnt werden): Individuelle Phase mit Einzelsitzungen.
- 4. Woche (hängt von der Ausdehnung der individuellen Phase ab): Phase des gemeinsamen Lernens. Die Partner nehmen zusammen an den Sitzungen teil.
- 5. Woche (oder später, je nach Länge der vorangegangenen Phase): Verhandlungsphase. Die Partner nehmen zusammen an den Sitzungen teil.
- 6. Woche (oder später, je nach Länge der vorangegangenen Phase): Übungsphase. Die Partner nehmen zusammen an den Sitzungen teil. Möglicherweise hat in einer dieser späteren Phasen einer der Partner (oder beide Partner übereinstimmend) das Bedürfnis nach weiteren Einzelsitzungen.
- 7. Woche (oder später, je nach Länge der vorangegangenen Phase): Abschließende Sitzung. Die Partner nehmen zusammen an den Sitzungen teil. In dieser Sitzung soll sichergestellt werden, dass die Partner allein weitermachen können. Sie sollte mindestens zwei Wochen nach der Übungsphase stattfinden.

Phase 1: Individuelle Phase. Dies ist die einzige Phase in der Ego-State-Paarberatung, in der Hypnose angewandt werden muss. Ohne Hypnose fällt es den meisten Menschen schwer, ihre Tiefen-Ego-States kennenzulernen und zu erfahren, wie diese Ego-States eine Beziehung bereichern können. Das Erstellen einer Ego-State-Landkarte (siehe Abschnitt 3.3) für jeden Partner ist ein notwendiger Schritt in der Ego-State-Paarberatung. Beide Partner müssen ihre Ego-States kennenlernen, um sie ansprechen und in der Kommunikation des Paares einsetzen zu können.

Jeder Partner sollte seine individuellen Traumata (siehe Abschnitt 3.1) und internen Kommunikationsprobleme der Ego-States untereinander (siehe Abschnitt 3.2) auflösen. Interne Traumata können zu störenden oder neurotischen Reaktionen innerhalb der Beziehung führen, die sich nicht dadurch auflösen lassen, dass man sich allein auf die Kommunikation der Partner konzentriert. Wenn ein Partner z. B. aus seiner Kindheit ungelöste Wut mitbringt, die ihre Ursache in der Beziehung zu seinen Eltern hat, können die Reaktionen auf den Partner eher die ungelöste Wut auf die Eltern als die wahren Gefühle dem Partner gegenüber widerspiegeln. Wenn die interne Kommunikation eines Partners keine Akzeptanz des Selbst zulässt, kann dieser Partner in einer Beziehung nicht angemessen reagieren.

Phase 2: Phase des gemeinsamen Lernens: Mit der Hilfe des Therapeuten sollten Paare die Ego-States des anderen und ihre Stärken und Schwächen kennenlernen. Es reicht nicht, wenn die Partner gut über die eigenen Ego-States Bescheid wissen, sie müssen auch die Ego-States des anderen kennen und wertschätzen. Wichtig ist es, dass sie im Rahmen der Beratung so viele (eigene und Partner-) Ego-States kennenlernen, wie es praktisch möglich ist. Sie müssen verstehen, wie wichtig es ist, dass kein Ego-State weggeschickt und von dem kommunikativen Prozess ausgeschlossen wird. Wenn die Partner ihre eigenen Ego-States und die ihres Partners kennenlernen, begreifen sie, warum es für manche Anteile gut ist, sich gegenseitig aus dem Weg zu gehen, während andere miteinander reden. Einem Ego-State mit aufgestauten Gefühlen hilft es nicht, einem Ego-State zu begegnen, der voller Groll ist. Der grollende Ego-State wiederum möchte nicht angegriffen werden und die Wut des Partners zu spüren bekommen. Am Ende dieser Phase beginnen die Partner zu verstehen, wie wichtig es ist, wenn ein Ego-State gezielt nach einem bestimmten Ego-State des Partners fragt (z. B.: „Mein Heranwachsender-Ego-State würde gerne mit deinem nährenden Ego-State sprechen").

Phase 3: Verhandlungsphase: Während der Verhandlungsphase sollten die Partner die vier Schritte zur Problemlösung kennenlernen:

1. Loslassen/Zuhören
2. Reden
3. Verhandeln
4. Auflösen

Sie sollten lernen, welcher ihrer Ego-States am besten für die einzelnen Schritte geeignet ist. Dabei kann es sein, dass jeder der vier Schritte einen gesonderten Ego-State braucht, möglicherweise passt aber auch ein einziger Ego-State auf mehrere oder alle vier Schritte. Ein Beispiel: John muss vielleicht einen wütenden Ego-State loslassen, während Julie von einem intellektuellen und verstehenden Ego-State aus zuhört (Schritt „Loslassen/Zuhören"). Julie dagegen muss vielleicht einen frustrierten Ego-State loslassen. John hört von einem nährenden Ego-State aus zu (Schritt „Loslassen/Zuhören"). Sowohl John als auch Julie wäre es möglicherweise lieber, das Problem von einem nachdenklichen Ego-State aus zu besprechen (Schritt „Reden“). Beim Schritt „Verhandeln“ setzt Julie ihren durchsetzungsstarken Ego-State ein, John dagegen wählt seinen Geschäfts-Ego-State. Beim Schritt „Auflösen“ könnten John oder Julie auf denselben Ego-State zurückgreifen, den sie beim Verhandeln eingesetzt haben, es kann aber auch sein, dass sie sich beide für einen anderen Ego-State entscheiden.

Die Wahl der Ego-States für die vier Schritte der Problemlösung ist nur der Anfang: Je besser sich die Kommunikation zwischen den Partnern nach der Ego-State-Paarberatung entwickelt, desto besser und zielsicherer können sie spontan entscheiden, welcher Ego-State wann am ehesten geeignet ist, mit dem Ego-State des Partners zu sprechen. Die gesteigerte Selbst-Bewusstheit sowie die Bewusstheit und der Respekt für den Partner unterstützen eine positive Entwicklung der Kommunikation. Vor einer solchen Therapie kann ein Partner leicht überzeugt sein, dass der schwierigste Ego-State seines Partners diesen in seiner Gesamtheit ausmacht. Das Wissen um die Struktur der Persönlichkeit macht jedoch beiden klar, dass der andere zwar Ego-States hat, die Probleme mit bestimmten Aspekten der Beziehung haben, dass es daneben aber auch Ego-States gibt, die viel Liebe, Akzeptanz und Respekt beinhalten.

Während der Verhandlungsphase sollte der Therapeut mit jedem der Ego-States (bei beiden Partnern) sprechen, die im Verlauf der vierschrittigen Problemlösung an der Kommunikation beteiligt sein werden. Mit jedem dieser Ego-States trifft er eine Vereinbarung. So könnte er den intellektuellen Ego-State eines Partners fragen: „Bist du bereit, mit Amys Wut-Ego-State zu sprechen, wenn sie aus irgendeinem Grund wütend wird und diese Wut ausdrücken muss?“ Wenn der Ego-State nicht bereit ist, bei diesem Prozess eine Rolle zu spielen, sollte er einen anderen Ego-State suchen, der daran teilnehmen kann und will (siehe Abschnitt 4.3.2).

In der Verhandlungsphase können und müssen nicht alle möglichen Ego-State-Kombinationen der Partner vorkommen. Das Paar wird lernen, welche Interaktionen am besten funktionieren. Sie können kreativ sein.

Phase 4: Übungsphase: Das Paar sollte tatsächliche Probleme aufgreifen und üben, zwischen Ego-States zu wechseln und die Ego-States einzusetzen, die für Kommunikation und Auflösung am besten geeignet sind. Dabei können Sie sich auf Notizen aus der ersten Sitzung stützen, um sicherzugehen, dass die beiden an Problemen üben, die ihnen als Paar in der Vergangenheit zu schaffen machten. Während dieser Phase muss der Therapeut beiden Partnern helfen, tatsächlich den Ego-State in die Exekutive zu bringen, der gemeint ist. Wenn sich ein reaktiver Ego-State vorzeitig in den Vordergrund schiebt, sollte der Therapeut ihm versichern, dass es wichtig ist, ihn anzuhören. Nicht nur wird er im Verlauf der Diskussion Gelegenheit haben, sich auszusprechen, er wird sogar mit einem Ego-State sprechen können, der ihn hören kann. Wenn es den Partnern gelingt, den Problemlöseprozess im Rahmen der Therapie nachzuvollziehen, werden sie es auch allein schaffen, wenn sie es wollen. Sie müssen sich darüber im Klaren sein, dass nach der Therapie Probleme auftauchen können, die ihnen einiges an Kreativität abverlangen werden. Dabei müssen sie möglicherweise auf Ego-States zurückgreifen, die in der Therapie nicht vorgekommen sind.

4.1.1 Die Beziehung auf eine höhere Ebene bringen: Die verbesserte Beziehung

Die Ego-State-Therapie kann eine Beziehung auf eine höhere Ebene der Erfüllung und der Zufriedenheit bringen. Durch sie kann eine Beziehung mit einem normalen Kommunikationsniveau ein hohes Maß an Vertrautheit erreichen. Ein Paar, das seine Kommunikationsprobleme gelöst hat, will die verbesserte Verständigung und damit die wiedergewonnene Freude an der Beziehung wahrscheinlich aufrechterhalten. Paare, die bereits gut miteinander kommunizieren, können ihre Beziehung mithilfe der Ego-State-Therapie reicher und glücklicher gestalten.

Um destruktive Beziehungsmuster zu verändern, ist es wichtig, dass bestimmte Ego-States des einen Partners nicht versuchen, mit bestimmten Ego-States des anderen Partners zu sprechen. Der wütende Ego-State des einen und der verletzte Ego-State des anderen Partners sollten nicht den Versuch unternehmen, unmittelbar miteinander zu kommunizieren. In einer verbesserten Beziehung werden Ego-States zusammengebracht, die nicht nur miteinander kommunizieren können, sondern tatsächlich Freude aneinander empfinden.

Stellen Sie sich vor, dass einer der Partner einen Ego-State hat, der sich verletzlich fühlt und Liebe und Umarmungen braucht, während der andere Partner einen Ego-State hat, der wirklich gerne umsorgt und bemuttert. Wenn diese beiden Ego-States zur gleichen Zeit exekutiv sein können, verspüren beide Partner eine tiefe emotionale Nähe. Im Laufe der Beziehung hat der verletzliche Ego-State sich vielleicht angewöhnt, sich zu verstecken, weil er Angst vor einem missbilligenden Ego-State des Partners hat, der ihm Schmerzen bereiten könnte. Wenn das Paar weiß, wie wichtig es ist, die Ego-States des anderen zu respektieren, und die Ego-States einsetzt, um mehr Freude an der Beziehung zu haben, lernt der verletzliche Ego-State, dass es sicher ist, an die Oberfläche zu kommen.

Der Weg zu einer erfüllteren Beziehung durchläuft dieselben Phasen wie die Veränderung einer destruktiven Beziehung: die individuelle Phase, die Phase des gemeinsamen Lernens, die Verhandlungsphase und die Übungsphase. Eine Beziehung lässt sich verbessern, ohne dass alle Phasen abgeschlossen sind, doch ihr volles Potential erschließt sich erst, wenn der gesamte Prozess erfolgreich beendet wird. Ein Trauma mit Ursprung in der Vergangenheit kann z.B. dafür sorgen, dass in einem Bereich der Beziehung keine Nähe entsteht. Trotzdem können die Partner Ego-States in den Vordergrund bringen, die Freude aneinander haben.

Beziehungen werden reicher und erfüllter, wenn die Partner nicht nur ihre eigenen Ego-States kennenlernen, sondern auch die des anderen. Auf diese Weise verstehen und respektieren sie einander mehr. Sie sind stolz auf die Anteile ihres Partners, die sie nun für besondere Kommunikation in die Exekutive bitten können (z.B.: „Mein Kind-Ego-State hätte gern eine Umarmung von deinem nährenden Anteil“ oder: „Das schmeckt fantastisch! Darf ‚Hedonist‘ auch mal probieren?“).

Die Übungen in der Übungsphase können in der Praxis oder zu Hause durchgeführt werden. Wichtig ist vor allem, dass beide Partner in der Lage sind, in der Praxis unterschiedliche Ego-States in die Exekutive zu holen, damit der Therapeut sieht, dass sie die Technik beherrschen. Oft gelingt es einem Klienten ganz leicht, einen Ego-State in die Exekutive zu holen, nachdem dieser Ego-State in einer Sitzung direkt angesprochen wurde. Das gilt sogar für Tiefen-Ego-States. Die Übungen zu Hause können Privatsache bleiben und müssen dem Therapeuten nicht in allen Einzelheiten geschildert werden. Der Therapeut sollte jedoch in die Lage versetzt werden, Hilfe zu leisten, wenn die Partner Schwierigkeiten damit haben, die Ego-States auszuwählen und in die Exekutive zu holen, die die größte Freude aneinander hätten.

Es kann vorkommen, dass ein kritischer Ego-State oder ein Ego-State mit angestauten Gefühlen das Bedürfnis hat, gehört zu werden, bevor ein nährender oder verletzlicher Ego-State die Beziehung genießen kann. Die Partner sollten lernen, dass jeder Ego-State respektiert werden muss. Indem die Bedürfnisse eines jeden Ego-States erfüllt werden, sind alle Anteile in der Lage, die Beziehung mehr zu genießen.

4.2 Depressionen und Wut reduzieren

Die Ego-State-Therapie bietet Techniken für die Auflösung von Traumaresten und die Verbesserung der internen Kommunikation unter den Ego-States, damit sich Klienten vollständiger und positiver fühlen und sich selbst akzeptieren. Selbst wenn die Arbeit mit Depression und Wut nicht das eigentliche Ziel des Klienten darstellt, führt der Prozess der Traumaauflösung und Kommunikationsverbesserung notwendigerweise dazu, dass Depression und Wut gemindert werden. Bei einer Studie zu menstrueller Migräne (Emmerson/Farmer 1994), bei der die Wirksamkeit der Ego-State-Therapie bei diesen Symptomen geprüft wurde, wurde das Depressionsniveau der Probanden vor und nach der Behandlung mithilfe des MMPI-2 und der Beck'schen Depressionsskala gemessen. Beide Skalen zeigten eine signifikante Reduktion des Depressionsniveaus an. Das MMPI-2 zeigte beim Prä-Post-Vergleich zudem eine signifikante Reduktion von Wut an.

4.2.1 Depression

Depressionen entstehen oft, wenn sich ein oder mehrere Ego-States ausgegrenzt, missverstanden und verzweifelt fühlen. Sie müssen ihre Bedürfnisse direkt äußern können, müssen sich gehört, verstanden und respektiert fühlen. Möglicherweise müssen sie eine neue Rolle erlernen, die sie selbst respektieren und die von anderen Ego-States respektiert wird. Depressionen entstehen dadurch, dass Ego-States Energie haben und daran festhalten, sich aber weigern, diese Energie zu nutzen oder zuzulassen, dass sie von anderen Ego-States genutzt wird. Wenn die Energie zusammen mit negativen Gefühlen, vor allem Gefühlen des Verlusts, zurückgehalten wird, kann sich der Klient nicht richtig auf die Außenwelt einlassen.

Eine Frau mit einem „koketten" Ego-State, der gerne flirtet und die positive Aufmerksamkeit anderer auf sich zieht, kann einen schweren Energieverlust erleiden, wenn eine schlimme Brandwunde ihr Gesicht entstellt. Dieser Ego-State fühlt sich verzweifelt und unfähig, seine Mission zu erfüllen, die ja darin besteht, zu flirten und die Bewunderung und das positive Feedback anderer Leute zu gewinnen. Der Energieverlust wird für den ganzen Menschen spürbar, wenn der kokette Ego-State die Energie hortet, die er früher nutzen konnte, statt neue Wege für ihren Gebrauch zu finden oder sie an andere Ego-States abzugeben. Mit einem intellektuellen Ego-State über das Problem zu sprechen, hilft „Kokett" nicht und führt auch nicht zu einer Umverteilung der Energie innerhalb der Familie der Ego-States. „Kokett“ muss direkt angesprochen werden. Mithilfe von Ego-State-Verhandlungen muss er dazu gebracht werden, eine Rolle zu übernehmen, die zu seinen Energiereserven passt. Es kann auch sein, dass „Kokett“ einen Teil der Energie an andere Ego-States abgeben oder eintauschen möchte. Es gibt immer Ego-States, die gerne mehr Energie hätten. Es ist wichtig, dass „Kokett“ der neuen Rolle oder dem Energietransfer positiv gegenübersteht. Ego-State-Verhandlungen können diesen Prozess fördern (siehe Abschnitt 3.2.1).

4.2.2 Wut

Die Ego-State-Therapie empfiehlt sich bei zwei Problembereichen im Hinblick auf Wut: Wut nicht herauszulassen ist ein Problem, ein anderes kann in der Art und Weise bestehen, wie die Wut herausgelassen wird. Das Festhalten an Wut schafft normalerweise mehr psychisches Leid, während der unangemessene Ausdruck von Wut eher zu externen soziologischen Problemen führt, die wiederum psychische Angst zur Folge haben können.

Das Festhalten von Wut kann in passiv-aggressives Verhalten, in Panikattacken oder psychische bzw. physische Beschwerden münden. Ego-State-Verhandlungen helfen Ego-States, die gelernt haben, Wut festzuhalten, besser mit einem durchsetzungsstarken Ego-State zu kommunizieren, sodass die Wut in angemessener Form losgelassen werden kann. Es ist wichtig, dass alle beteiligten Ego-States mit der Umverteilung der Rollen einverstanden sind.

Stellen Sie sich einen Klienten vor, der in einem Wutanfall seinen Hund getötet hat, nachdem dieser auf den Teppich gepinkelt hatte. In einem solchen Fall wäre es sinnlos, mit dem Klienten über den Ego-State zu sprechen, der wütend wird und dann seine Wut auf unangemessene Weise zum Ausdruck bringt. Es ist zwingend erforderlich, dass der Ego-State, der sich ändern muss, direkt angesprochen wird. Auf Nachfrage des Therapeuten schildert der Klient vor der Hypnose Einzelheiten der Situation, in der er den Hund getötet hat. Welche Tageszeit war es? Was hatten Sie an? Wie sah der Hund aus, als Sie nach Hause kamen und den nassen Fleck auf dem Teppich entdeckten? Wo war er? Wie sah der nasse Fleck aus? Konnten Sie ihn riechen? Diese Art der Befragung kann dem Klienten helfen, zu dem Ego-State zurückzukehren, der geändert werden muss. In der Hypnose können diese Informationen genutzt werden, um diesen Ego-State in die Exekutive zu holen.

Der Therapeut findet heraus, dass dieser Ego-State nicht nur meinte, es sei sein Recht, wütend zu sein, sondern es für seine Pflicht hielt, wütend zu sein, wenn im Leben etwas schiefging. Ego-State-Verhandlungen brachten den Ego-State dazu, einem weiseren Ego-State die Entscheidung zu überlassen, wann Wut offen zutage treten und wann sie als Durchsetzungsvermögen erscheinen sollte. Die Vereinbarung sah vor, dass Wut dann angemessen war, wenn der Mensch von einem anderen Menschen oder einem Tier angegriffen wurde und die Wut brauchte, um sich zu verteidigen. Zu anderen Zeiten sollte ein bestimmt klingender Ausdruck von Gefühlen wie „Ich bin jetzt stinkwütend!“ angemessen sein. An den Ego-State-Verhandlungen waren drei Ego-States beteiligt: der Wut-Ego-State, der den Hund getötet hatte, der weise Ego-State, der künftig die Entscheidungen fällen sollte, und der durchsetzungsfähige Ego-State, der nun eine wichtigere Rolle einnahm. Alle Anteile erklärten sich mit ihren neuen Rollen einverstanden.

4.3 Panikattacken

Die Ego-State-Therapie stellt eine hervorragende Intervention bei Panikattacken dar. Panikattacken entstehen entweder, wenn ein Tiefen-Ego-State in die Exekutive kommt, der nach einem Ereignis in der Vergangenheit ein ungelöstes schweres Trauma hat, oder einer, der immer wieder die Reste von passivem Verhalten und mangelndem Durchsetzungsvermögen aufgenommen hat. Panikattacken können auch aus einer interaktiven Kombination dieser beiden Situationen entstehen. Jede der beiden Situationen kann dazu führen, dass sich ein Ego-State überfordert fühlt. Wenn dieser Ego-State in die Exekutive kommt, setzt ein schwerer Kontrollverlust ein. Nachfolgend werden die beiden situativen Auslöser von Panikattacken näher beschrieben.

4.3.1 Ungelöstes Trauma als Ursache

Ein traumatisches Erlebnis, das aufgearbeitet wurde, löst keine Panikattacken aus. Wenn ein Kind oder auch ein Erwachsener über das Traumaerlebnis spricht und mit dem Ereignis abschließen kann, wird es im späteren Leben keine Probleme verursachen. Es sind die ungelösten Traumata, die problematisch werden können.

In unserem Lernprozess gibt es einen Aspekt, der uns drängt zu verstehen und Unverstandenes nicht unfertig im Raum stehen zu lassen, sondern es zu einem Abschluss zu bringen. Diese Tatsache kommt uns insofern zugute, als sie uns die Energie verleiht, so lange an einer Aufgabe zu arbeiten, bis wir sie abgeschlossen haben. Wenn jemand Sie nach dem Namen eines Menschen fragt, den Sie kennen, dessen Name Ihnen aber gerade nicht einfällt, sind Sie frustriert, bis Sie sich plötzlich an den Namen erinnern. Bevor es soweit ist, sorgt jede Erinnerung daran, dass Ihnen der Name nicht einfällt, erneut für Frustration. Wenn wir ein traumatisches Ereignis durchleben, das möglicherweise lebensbedrohlich war und uns mit Angst und starken Emotionen erfüllt, bringt jede Erinnerung diese starken Emotionen zurück, bis wir in der Lage sind, das Trauma aufzulösen und mit dem Ereignis abzuschließen. Wenn die starken Emotionen mit dem Gefühl der Angst und des Kontrollverlusts einhergehen, lösen Erinnerungen daran Panikattacken aus, in denen dieselben Gefühle auftreten. Ein Beispiel soll diesen Zusammenhang klarer machen.

Laura berichtete von Panikattacken, die auftraten, wenn sie sich in einer Menschenmenge befand und sich andere Menschen an sie drängten (Emmerson, Videoaufzeichnung 1999). Sie bekam Atemnot, die Kehle schien ihr wie zugeschnürt, und sie hatte das Gefühl, als müsse sie sich etwas vom Hals reißen. Sie hatte Todesangst und verspürte den übermächtigen Wunsch, von den Leuten wegzukommen, die sich an sie drückten.

Zunächst wurde der traumatisierte Ego-State lokalisiert, der mit der Panikattacke assoziiert war. Als die Klientin von den Empfindungen der Panikattacke zum ersten Auftauchen dieser Empfindungen ging, erschien der Ego-State eines zehnjährigen Mädchens in größter Not. Nachfragen ergaben, dass sie im Meer in eine starke Strömung geriet und nicht ans Ufer zurückkonnte. Sie kam mit den Füßen nicht auf den Meeresboden. Auf dem Rücken trug sie ihren kleinen Cousin, der sich an ihren Hals klammerte und sie würgte. Er hatte selbst Angst zu ertrinken. Sie dachte, sie würde sterben. Sie schaffte es an den Strand zurück, hatte aber nach ihrer Rettung zu große Angst davor, ihren Eltern etwas von diesem Ereignis zu erzählen. Sie trug das unverarbeitete Trauma mit sich und verbarg es vor ihren Eltern. Wenn sie sich von einer Menschenmenge bedrängt und eingezwängt fühlte und sich nicht bewegen konnte, kehrte das Trauma zurück, zusammen mit der schlimmen Angst des ursprünglichen Erlebnisses. Vor der Hypnose im Rahmen der Ego-State-Therapie war sie sich des Zusammenhangs zwischen den Panikattacken und dem lebensgefährlichen Erlebnis im Meer nicht bewusst. Das folgende Transkript enthält ausgewählte Passagen der Therapiesitzung. Es setzt nach der Hypnoseinduktion ein.

Therapeut: Spüren Sie das Gefühl am Hals, von dem Sie vorhin berichtet haben?
Klientin: *(nickt und spricht)* Ja.
Therapeut: Wie fühlt sich das an?
Klientin: Ich fühle Enge.
Therapeut: Enge. Erzählen Sie mir einfach genau, was Sie gerade erleben.
Klientin: Bewegung um meine Augen herum.
Therapeut: Aha, das ist interessant, nicht wahr? Was sonst noch?
Klientin: Farbe, Blau, aber schwarz. *(Beginnt zu weinen)*
Therapeut: Wie geht es Ihnen mit dem Blau, aber schwarz? Irgendwelche Gefühle?
Klientin: Gegensätze. Ein Gefühl der Ruhe, aber auch Sorge.
Therapeut: Erzählen Sie mir etwas über das Gefühl der Sorge. *(Pause)* So ist es gut. Haben Sie den Mut und gehen Sie ein Stück dort hinein und erkunden Sie es ein bisschen und erzählen Sie dann.
Klientin: Es ist sehr dunkel, und ich habe Angst.
Therapeut: Aha. Es ist sehr dunkel, und Sie haben Angst. *(Klientin weint heftiger.)* Wie alt fühlen Sie sich, wenn Sie dieses Gefühl von sehr dunkel und Angst haben spüren?
Klientin: *(weint immer noch)* Vielleicht zehn.
Therapeut: Zehn. Ich möchte, dass Sie sich in die Zeit versetzen, wo Sie zehn Jahre alt sind und dasselbe Gefühl haben. Sind Sie in einem Haus oder im Freien?
Klientin: *(weint)* Draußen.
Therapeut: Sind Sie allein oder ist jemand bei Ihnen?
Klientin: *(weint heftig)* Ich bin mit anderen zusammen.
Therapeut: Es ist okay, ich bin hier bei Ihnen. Ich lasse Sie nicht allein. Erzählen Sie mir, was passiert ist?
Klientin: *(weint noch heftiger)* Ich bin im Wasser.
Therapeut: Sind Sie im Wasser?
Klientin: *(nickt)* Ja, ich bin im Wasser. *(Weint beim Sprechen heftig.)*
Therapeut: Ja, es ist okay, ich bin hier bei Ihnen. Was passiert gerade? *(Pause, noch mehr Weinen)* Ich bin hier bei Ihnen.
Klientin: *(kann vor Weinen kaum sprechen)* Ich kann nicht schwimmen.
Therapeut: Ich verstehe. Das ist wirklich beängstigend. Wer ist sonst noch da?
Klientin: Meine Schwester ist auch da und ein paar *(Tränen)* Cousins.
Therapeut: Ah ja. Wissen sie, dass Sie Angst haben?
Klientin: *(zutiefst verstört)* Sie haben alle Angst. Wir können nicht schwimmen. Wir sind in eine Strömung geraten. Wir werden aufs offene Meer getrieben.
Therapeut: Oh. Das ist sehr, sehr beängstigend. Ich bin hier bei Ihnen. Ihnen

wird nichts passieren, weil ich hier bei Ihnen bin. Ich lasse es nicht zu, dass Ihnen etwas passiert.

Klientin: Und mein jüngerer Cousin ist kleiner als ich. Er klettert auf meine Schulter. *(lautes Weinen und ein angsterfüllter Gesichtsausdruck)*

Therapeut: Ich verstehe, ich verstehe. Er klettert auf Ihre Schultern. Und, und sagen Sie mir, wie es ausgeht. Was passiert am Ende?

Klientin: *(viel ruhiger)* Jemand rettet uns.

Therapeut: Es werden also alle gerettet?

Klientin: Ja.

Therapeut: Okay, gehen wir zu dieser Strömung zurück. Und Ihr kleiner Cousin klettert auf Ihre Schultern. Was möchten Sie Ihrem Cousin jetzt sagen?

Klientin: Er weiß es nicht besser. Er ist klein.

Therapeut: Er weiß es nicht besser. Sie wollen ihn nicht wegschicken, oder?

Klientin: *(schüttelt den Kopf)*

Therapeut: Aber Sie haben Angst, nicht wahr?

Klientin: *(nickt)*

Therapeut: Ist da jemand, den Sie um Hilfe bitten können?

Klientin: *(weint)* Da ist niemand, weil niemand weiß, dass wir dort sind.

Therapeut: Okay. Wir ändern diese Szene. Weil Sie Angst haben, weil Sie nichts haben, wo Sie sich festhalten könnten, nicht wahr?

Klientin: *(nickt)*

Therapeut: Okay, wir können das ändern, denn das ist etwas, das Sie mit sich herumtragen. Das passiert nicht jetzt. Es ist tatsächlich passiert, aber Sie tragen es mit sich herum. Und wir werden Ihnen einen schönen Rettungsring zuwerfen, einen richtig starken. Und Ihr Cousin kann sich an Ihren Rücken klammern, und Sie gehen trotzdem nicht unter.

Klientin: *(trocknet sich die Tränen, spricht ruhig)* Da ist jemand.

Therapeut: Okay, wer ist da?

Klientin: Ein Engel.

Therapeut: Ein Engel.

Klientin: *(nickt)*

Therapeut: Ah ja. Erzählen Sie mir, was gerade passiert.

Klientin: *(ruhig)* Er sagt, es ist okay. Ich kann atmen. Es macht nichts.

Therapeut: Oh. Das ist nett. Da fühlen Sie sich viel ruhiger, oder?

Klientin: Ja.

Therapeut: Ja. Was können Sie zu diesem Engel sagen?

Klientin: *(holt tief Luft)* Ich werde sterben.

Therapeut: Und was sagt der Engel zu Ihnen?

Klientin: Es macht nichts.

Therapeut: Ich möchte Ihnen ein Geheimnis verraten. Wie kann ich Sie nennen, wenn Sie zehn Jahre alt sind?

Klientin: Ängstlich.
Therapeut: Ängstlich?
Klientin: Ja.
Therapeut: Ängstlich, ich möchte dir ein Geheimnis verraten. Du hast Angst. Ich verstehe das, und du hast Angst, dass du stirbst, aber das Geheimnis ist: Du wirst nicht sterben. Du wirst leben. Du wirst das überleben, und ich möchte, dass du nicht mehr so ängstlich bist, da, wo du jetzt bist. Ich gebe dir einen Rettungsring, an dem du dich festhalten kannst, von Anfang an. Ein richtig dicker, sicherer Rettungsring. Kannst du ihn spüren? Er ist direkt vor dir.
(Kind-Ego-States lieben Geheimnisse und reagieren meist erfreut darauf. Auf diese Weise können Sie ihre Aufmerksamkeit auf das lenken, was Sie sagen.)
Klientin: *(nickt und flüstert)* Okay.
Therapeut: Okay. Und, Ängstlich, ich werde noch etwas anderes tun. Ich hole noch einen anderen Teil, der mithilft, dass du dich besser fühlst. Okay?
Klientin: *(flüstert)* Okay.
Therapeut: Okay. Wir möchten wirklich, dass es dir besser geht. Okay. Danke, Ängstlich, dass du mit mir sprichst. Ich möchte gleich noch mehr mit dir sprechen, aber jetzt möchte ich gerne mit einem anderen Ego-State sprechen, der vielleicht älter ist, oder mit einem Ego-State, der reif ist und Ängstlich helfen kann und will, weniger ängstlich zu sein. Um Ängstlich zu beschützen und um mit Ängstlich im Wasser zu sein, mit diesem Rettungsring, damit sie sich sicherer fühlt. Ich möchte, dass dieser Anteil nach vorne kommt und jetzt mit mir spricht, wenn er bereit ist zu sprechen. Sag einfach: „Ich bin da." *(Pause)* Ein Ego-State, der gerne schützt. Gerne umsorgt und nährt.
Klientin: Nur der Schutzengel.
Therapeut: Nur der Schutzengel
Klientin: *(nickt)*
Therapeut: Ist der Schutzengel ein Teil von dir oder ist er etwas anderes als du?
Klientin: Er ist ein Teil von mir.
Therapeut: Okay. Kann ich bitte mit dem Schutzengel sprechen?
Klientin: *(nickt, spricht sehr ruhig)* Ich bin da.
Therapeut: Schutzengel. Danke, dass du mit mir redest. Du weißt, was mit Ängstlich ist, oder?
Klientin: Ja.
Therapeut: Möchtest du Ängstlich helfen, nicht so ängstlich zu sein?
Klientin: *(nickt)* Ja.
Therapeut: Ist es in Ordnung, wenn Ängstlich dich hat und sich gleichzeitig an dem Rettungsring festhält. Und ihrem kleinen Cousin helfen kann und sich dabei gut fühlt?

Klientin: *(nickt)*

Therapeut: Das weiß ich zu schätzen, Ängstlich. Und wenn du gehst, ich meine: Schutzengel, das weiß ich zu schätzen. Und wenn du zu Ängstlich gehst, kannst du den Arm um sie legen und mithelfen, sie zu halten, damit sie sich besser fühlt. Achte darauf, dass sie weiß, dass sie nicht untergeht. Einverstanden, Schutzengel?

Klientin: Ja.

Therapeut: Ich weiß deine Hilfe zu schätzen. Möchtest du mir von dir erzählen, Schutzengel?

Klientin: Ich war die ganze Zeit bei ihr.

Therapeut: Ja. Und ich denke, du hast ihr damals wahrscheinlich geholfen. Und jetzt kannst du ihr noch mehr helfen, damit sie sich besser fühlt und das auflöst. Okay?

Klientin: *(nickt)*

Therapeut: Okay, dann gehst du zu Ängstlich und legst ihr den Arm um die Schultern und machst, dass sie es gemütlich hat und dass sie oben gehalten wird und dass sie nicht untergeht. Und wir wissen, dass sie nicht untergeht. Und du kannst den Rettungsring spüren. Und, Ängstlich, bist du da? Kannst du Schutzengel fühlen?

Klientin: *(lächelt strahlend und ruhig, nickt)*

Therapeut: Wie fühlst du dich jetzt, Ängstlich?

Klientin: Fühlt sich sicher an.

Therapeut: Alles wird gut, oder?

Klientin: *(nickt schnell und heftig)* Ja.

Therapeut: Und, Ängstlich, du fühlst deinen kleinen Cousin und weißt, dass du ihn retten wirst.

Klientin: *(blickt suchend umher)*

Therapeut: Auf deinem Rücken?

Klientin: Nein.

Therapeut: Macht nichts, es macht nichts.

Klientin: Ich weiß nicht, was mit ihm passiert ist.

Therapeut: Aber er, wir wissen, dass es ihm gutgeht.

Klientin: *(nickt kurz)* Ja. *(ruhig und froh)*

Therapeut: Sind da noch andere Gefühle, die aufgelöst werden müssen, Ängstlich?

Klientin: *(senkt den Kopf, nickt)*

Therapeut: Erzähl mir davon, Ängstlich. Ich bin hier, um zuzuhören.

Klientin: *(beginnt zu weinen, reibt sich die Augen)*

Therapeut: Was ist?

Klientin: *(weinend)* Ich kann es Mama und Papa nicht erzählen.

Therapeut: Wie bitte?

Klientin: Ich kann es Mama und Papa nicht erzählen.
Therapeut: Ist es dir peinlich?
Klientin: Ich kriege Ärger.
Therapeut: Ah, ich verstehe, ich verstehe. Wusstest du … *(ich beschloss, die Frage offener zu formulieren)* Meinst du, dass deine Mama und dein Papa dich lieben, Ängstlich?
Klientin: Manchmal.
Therapeut: Aha. Was möchtest du ihnen erzählen?
Klientin: Dass ich wirklich Angst hatte.
Therapeut: Ja. Komm, ich würde jetzt gern mit dir zu deiner Mama und deinem Papa gehen und …
Klientin: *(weint laut)* Ich will nicht hingehen.
Therapeut: Okay, okay. Möchtest du, dass ich es deiner Mama und deinem Papa sage?
Klientin: Wahrscheinlich krieg ich dann immer noch Ärger.
Therapeut: Also, ich will dir mal was sagen, Ängstlich. Ich garantiere dir, dass du, ähm, wegen dem, was wir hier machen, kriegst du keinen Ärger. Kannst du meine Stimme hören? Ich kann dir garantieren, dass du keinen Ärger kriegst, weil wir dafür sorgen werden, dass Mama und Papa es verstehen. Und selbst wenn sie, wenn sie Angst kriegen würden, dann verstehen wir ihre Gefühle.
Klientin: Okay.
Therapeut: Komm, dann gehen wir jetzt zu Mama und Papa. Willst du, dass ich es ihnen erst sage, oder willst du es ihnen sagen?
Klientin: Sag du es ihnen.
Therapeut: Okay. Siehst du deine Mama und deinen Papa da?
Klientin: Ja.
Therapeut: Wie soll ich sie nennen?
Klientin: Mama und Papa.
Therapeut: Okay, Mama und Papa. Es gibt da etwas, das ich erzählen will, über eure kleine Tochter. Sie hatte ein sehr beängstigendes Erlebnis, und sie hat viel Hilfe bekommen, ähm, und seht ihr, es geht ihr nicht mehr so schlecht mit diesem Erlebnis, aber sie ist wirklich aufgeregt wegen euch, weil sie weiß, dass ihr sie irgendwo liebt, und sie hat Angst, dass ihr böse mit ihr seid. Sie hat Angst, dass ihr böse mit ihr seid, und das ist ganz schön beängstigend. Und eigentlich muss sie von euch hören, wie sehr ihr sie liebt und wie schön es ist, dass mit ihr alles in Ordnung ist.
Klientin: *(hört auf zu weinen)*
Therapeut: Was machen sie gerade, Ängstlich?
Klientin: Nehmen mich in den Arm.
Therapeut: Oh. Wie fühlt sich das an?

Klientin: *(wiegt die Schultern, als würde sie umarmt)* Fühlt sich gut an.
Therapeut: Das ist fantastisch, oder?
Klientin: *(nickt)*
Therapeut: Was kannst du ihnen sagen?
Klientin: *(zuckt mit den Schultern)* Weiß ich nicht?
Therapeut: Liebst du sie?
Klientin: Ja.
Therapeut: Willst du ihnen das sagen?
Klientin: *(nickt)*
Therapeut: Was sagen sie?
Klientin: Sie sagen, dass sie mich auch lieben und dass ich immer wissen soll, dass ich kommen und ihnen was erzählen kann.
Therapeut: Das ist schön, oder?
Klientin: *(nickt)*
Therapeut: Kannst, also, kannst du sie auch in den Arm nehmen?
Klientin: *(rasches, frohes Lächeln, nickt)*
Therapeut: Das ist fantastisch. Willst du immer noch Ängstlich heißen, oder willst du einen anderen Namen?
Klientin: *(laut und stolz)* Mutig.
Therapeut: Mutig! Das ist fantastisch, nicht wahr?
Klientin: *(nickt, lächelt)*
Therapeut: Okay, Mutig, ich möchte dir eine Frage stellen. In der Vergangenheit, als dieser Mensch diese Panikattacken hatte, hatte das mit Ängstlich zu tun?
Klientin: Ja.
Therapeut: Und jetzt fühlst du dich mutig!
Klientin: *(nickt heftig)*
Therapeut: Und du weißt, dass du Dinge bewältigen kannst, und Schutzengel wird auch da sein, und du weißt, dass Mama und Papa dich lieben.
Klientin: *(nickt heftig)*
Therapeut: Das ist fantastisch, nicht wahr?
Klientin: Ja.

Es war wichtig, dem Ego-State, der das furchterregende Erlebnis hatte und die Angst vor dem Ertrinken festhielt, Selbstkompetenz zu geben, damit er diese Angst nicht mehr bei sich tragen musste. Für den Kleines-Mädchen-Ego-State war es wichtig, durch das Gespräch mit den Eltern einen Abschluss zu finden. Mit der Auflösung beider Ängste, der Angst vor dem Ertrinken und der Angst, es den Eltern zu erzählen, konnte Laura abschließen, eine Auflösung erleben. Sie konnte sich ohne Schwierigkeiten in Menschenmengen bewegen, und es ging ihr wie Ihnen, sobald Sie endlich auf den Namen kommen, der Ihnen nicht einfallen wollte: Wenn Sie etwas an den Menschen erinnert, dessen Namen Sie vergessen haben, dann macht es Ihnen nichts mehr aus.

4.3.2 Reste passiven Verhaltens als Ursache

Oft sind Klienten, die sich wegen ihrer Panikattacken in der Praxis vorstellen, sehr nett: Sie zeigen kaum jemals Ärger oder auch nur eine leichte Verstimmung. Sie gelten als sehr umgänglich. Tatsächlich sind sie wahrscheinlich umgänglicher als ihnen guttut. Indem sie anderen ihre wahren Gefühle vorenthalten, nehmen sie sich selbst die Möglichkeit, diese Gefühle herauszulassen.

Mit anderen Leuten zu interagieren, ohne dass gelegentlich Wut oder Frustrationen aufkommen, ist schlichtweg unmöglich. Die Wut und die Frustrationen müssen einen angemessenen Ausdruck finden. Wir brauchen das Gefühl, uns mitzuteilen, und wenn wir uns nicht mitteilen können, haben wir das Gefühl, dass sich etwas in uns anstaut. Dieses Gefühl entspricht dem, was mit unseren Ego-States tatsächlich passiert. Wut und Frustrationen werden oft von einem versteckten Ego-State gehortet, der selten exekutiv wird. Er nimmt diese negativen Emotionen auf und fühlt sich dadurch mehr und mehr beladen. Wenn sie nicht losgelassen werden, wird der Stau schließlich zu groß, und der Ego-State, der sie enthält, kommt in die Exekutive. Meist weiß dieser Tiefen-Ego-State nicht, wie er sich an der Oberfläche verhalten soll. Die Mischung aus angehäufter Wut und Frustration und der Tatsache, dass sich der verdeckte Ego-State plötzlich in der Exekutive sieht, führt zu einem Gefühl von Kontrollverlust und großer Angst.

Bei der Behandlung dieser Art von Panikattacken hängt viel von der Bereitschaft des Klienten ab, eine verbesserte interne Kommunikation und einen besseren Einsatz der Ego-States zu erlernen. Es ist wichtig, dass der Ego-State, der Wut und Frustration ansammelt, die Zusammenarbeit mit einem Ego-State erlernt, der entschlossen auftreten kann, sodass negative Emotionen einen angemessenen Ausdruck finden, bevor die Ansammlung von Gefühlen Unbehagen bereitet, und lange, bevor alles in eine Panikattacke mündet. Das folgende Beispiel veranschaulicht diese Art von Ego-State-Auflösung. Es stammt ebenfalls von der Videoaufnahme mit Laura:

Therapeut: Ich möchte mit einem anderen Anteil sprechen, der Menschen beibringen kann, entschieden aufzutreten. Dieser Anteil ist selbst durchsetzungsfähig und kann diese Fähigkeit an andere weitergeben. *(Informationen* *über den Ego-State stammen aus Gesprächen vor der Hypnose.)* Sag einfach: „Ich bin da", wenn du bereit bist zu sprechen.

Klientin: *(mit fester Stimme)* Ich bin da.

Therapeut: Okay. Wie kann ich dich nennen?

Klientin: „Selbstbewusst".

Therapeut: Selbstbewusst, danke, dass du mit mir sprichst. Und, Selbstbewusst, ich habe vorhin schon mit dem Menschen gesprochen, und sie sagt, dass sie sich manchmal bei Leuten, die sie nicht gut kennt, vor allem bei Männern, nicht gut durchsetzen kann. Gäbe es da eine Möglichkeit, dass du ihr hilfst?

Klientin: Ja *(nickt)*. Das kann ich.

Therapeut: Ich sehe, du bist sehr selbstbewusst.

Klientin: Das bin ich.

Therapeut: Und du hast eine Menge Talente, die ihr helfen können. Weil, wenn sie, wenn sie sich nicht behauptet, wenn sie nicht mit Männern spricht, das, ähm, das führt dazu, dass sie Dinge übernimmt, die sie nicht mit sich herumzutragen braucht. Und wenn du selbstbewusst bist bei, bei Leuten, denen sie begegnet, könnte sie sagen, was sie fühlt, und braucht diese Dinge nicht mit sich herumzutragen.

Klientin: Okay.

Therapeut: Das wüsste ich wirklich zu schätzen. Danke, Selbstbewusst, und ich möchte noch einmal mit dir sprechen, aber zuerst möchte ich mit einem Anteil sprechen, der in der Vergangenheit nicht sehr bestimmt aufgetreten ist, vor allem bei Begegnungen mit Männern, die sie nicht gut kennt. Sag einfach: ‚Ich bin da', wenn du da bist.

Klientin: *(leiser und schüchterner)* Ich bin da.

Therapeut: Wie kann ich dich nennen?

Klientin: Ich weiß nicht. „Die Verborgene".

Therapeut: Verborgene. Danke, dass du mit mir sprichst, Verborgene. Hast du gehört, was Selbstbewusst gesagt hat, dass sie bereit ist, dir zu helfen, wenn du bereit bist, bereit bist, Selbstbewusst mit dir zusammenarbeiten zu lassen?

Klientin: *(sehr leise)* Ja, das habe ich gehört.

Therapeut: Und ich habe das Gefühl, dass du dir nicht so sicher bist.

Klientin: Ja.

Therapeut: Kannst du mir etwas sagen, das mir hilft, es zu verstehen?

Klientin: Ich dachte nicht, dass Mädchen durchsetzungsstark sein dürfen.

Therapeut: Aha. Ähm, was denkst du gerade, Verborgene?

Klientin: Ich glaube nicht, dass sie das dürfen.

Therapeut: Eigentlich dürfen sie das nicht. Wenn du mit mir redest, auch wenn du nicht glaubst, dass sie es dürfen, kannst du, also, ich weiß dar-

auf keine Antwort, aber ich würde wirklich gerne von dir hören, kannst du Selbstbewusst einmal erlauben, herauszukommen und dir zu helfen?
Klientin: *(sehr erfreut)* Sie kann es tun, wenn sie will.
Therapeut: Du bist wirklich froh darüber, nicht wahr?
Klientin: *(lächelt und nickt)*
Therapeut: Du findest es nicht so toll, dazusitzen und nervös zu sein, oder?
Klientin: *(lacht)* Sie kann es tun!
Therapeut: Das ist fantastisch. Hey, ich weiß das zu schätzen, Verborgene, und ich bin mir sicher, dass es Dinge gibt, die du richtig gut kannst. Du wirkst wie ein netter und empfindsamer Anteil, und ich bin sicher, du hast nette Rollen, die du spielen kannst.
Klientin: *(nickt)*
Therapeut: Wäre es dir recht, wenn du Selbstbewusst jetzt direkt sagst, dass sie, dass sie helfen kann, bestimmt aufzutreten, wenn dir danach ist, bei Männern oder bei anderen Leuten, die du nicht gut kennst? (Pause) Was ist passiert?
Klientin: *(lächelt strahlend)* Sie hat gelacht. Ich habe gesagt, dass sie es tun kann, ich habe damit kein Problem, und sie hat einfach gelacht.
Therapeut: Okay. Danke sehr, Verborgene. Selbstbewusst, kann ich noch einmal mit dir sprechen?
Klientin: *(hält den Kopf höher)* Ja, okay.
Therapeut: Bist du einverstanden?
Klientin: *(lacht gut gelaunt)* Ja.
Therapeut: Du bist einverstanden. Es klingt so, als seid ihr beide euch wirklich einig, Verborgene und du.
Klientin: *(nickt)* Ja.
Therapeut: Das weiß ich sehr zu schätzen. Bevor wir Schluss machen, sind da noch andere Ego-States, mit denen ich sprechen muss?
Klientin: Nein, wir sind jetzt alle zufrieden.

Ego-State-Verhandlungen, bei denen Anteile verabreden, situationsbezogene Rollen abzugeben und anzunehmen, können einem Klienten bei seiner internen Kommunikation helfen, wie dieses Beispiel zeigt. Wenn sich Ego-States auf eine Neuverteilung von Rollen einlassen, ergeben sich daraus meistens dauerhafte Veränderungen, und die Klienten schildern spürbare Veränderungen in ihren Interaktionen mit der Außenwelt. Bei Panikattacken, die aus der ständig größer werdenden Last aus „heruntergeschluckter“ Wut und Frustration eines Ego-States entstehen, ist es wichtig, dass ein kompetenter Ego-State lernt, in der Familie der Ego-States so aktiv zu werden, dass es ein angemessenes Ventil für diese negativen Gefühle gibt.

4.4 Ego-State-Therapie und Suchtbehandlung

Einer der erfolgreichsten Anwendungsbereiche der Ego-State-Therapie ist die Behandlung von Drogensucht und anderen Süchten. Suchtverhalten entsteht meist durch negative Gefühle eines oder mehrerer Ego-States. Es kann den Ego-State und die mit ihm assoziierten negativen Emotionen so blockieren, dass es dem Klienten schwerfällt, das Verhalten aufzugeben: Wird das Suchtverhalten abgestellt, kehren die negativen Gefühle zurück.

Verschiedene Ego-State-Konfigurationen können zum Entstehen von Suchtverhalten beitragen. Bei der Ego-State-Therapie werden negative Gefühle im Zusammenhang mit Suchtverhalten aufgelöst, gleichzeitig werden Ego-States gestärkt, die klar verstehen, dass das Verhalten unerwünscht ist. Im Folgenden wird zunächst gezeigt, wie die Ego-State-Therapie helfen kann, eine von Drogensucht bestimmte Ego-State-Struktur zu heilen. Dann werden Techniken zur Nikotinentwöhnung und Gewichtsreduktion vorgestellt.

4.4.1 Drogensucht

Um zu verstehen, wie und wann sich Ego-State-Techniken am besten einsetzen lassen, ist es wichtig, sich die Beziehung anzusehen, die Ego-States zu Drogenabhängigkeit haben. Der Schlüssel zum Verständnis dieser Beziehung ist die Erkenntnis, dass Drogen Ego-States daran hindern können, exekutiv zu werden. Eine bestimmte Droge kann einen oder mehrere Ego-States von der Exekutive fernhalten, ohne dabei spürbare Auswirkungen auf andere Ego-States zu haben.

Für gewöhnlich leiden Menschen mit Suchtproblematik an traumatisierten Ego-States. Wenn jemand von der „Droge seiner Wahl" spricht, sagt er meist (ohne es zu merken), dass er eine Droge gefunden hat, die einen traumatisierten Ego-State blockieren kann, der sonst sein Leben stören würde. Die Droge der Wahl ist die Droge, die den Menschen vom Erleben des traumatisierten Ego-State erlöst. Dabei profitiert er nicht nur von den positiven Erlebnissen, die die Droge ihm verschafft, sondern auch Befreiung von dem mit dem blockierten Ego-State assoziierten Trauma. Es ist eine verführerische Verbindung von Wirkungen, und viele Menschen greifen immer wieder darauf zurück. Wenn eine physische oder psychische Abhängigkeit (oder beides) entstanden ist, muss sich der Mensch sowohl mit seiner Abhängigkeit als auch mit dem Trauma des wieder aufgetauchten traumatisierten Ego-States auseinandersetzen.

Bill Patterson arbeitet als Ego-State-Therapeut sowohl in seiner privaten Praxis als auch an einer Klinik in Melbourne und hat gute Erfolge bei Heroinabhängigen erzielt. (Die Klinik beschäftigt ein Team aus psychologischen Beratern, Ärzten und Krankenpflegern.) Die Ego-States, mit denen er typischerweise zu tun hat, sind depressiv (ihm ist noch kein Suchtkranker begegnet, der während seiner Abhängigkeit keine Depression erlebt hat). Es sind Ego-States, die Schmerz, Angst, Wut oder Trauer von Traumata beinhalten, die meist aus einer früheren Lebensphase stammen, Ego-States mit Suizidgedanken und Ego-States mit Zwangsstörungen. In der folgenden Fallstudie geht es um einen Suchtkranken, mit dem er in der Klinik gearbeitet hat.

Fallstudie – Darren (Pseudonym)

Vor zwei Jahren brachte Darrens Mutter ihren Sohn zu mir in die Klinik. Er war seit zwei Jahren heroinsüchtig und nahm seit drei Monaten an einem Methadonprogramm teil, das der Hausarzt verschrieben hatte. Darren war 23 Jahre alt, er lebte mit seiner Mutter, ihrem neuen Partner, einem jüngeren Bruder und zwei Schwestern zusammen. Seine Mutter erläuterte, dass sie sich Sorgen wegen seiner zurückgezogenen Lebensweise und der langen Stunden machte, die er in seinem Zimmer verbrachte. Außerdem hatte sie Angst, dass das Methadonprogramm nicht ausreichte und er einen Rückfall in den Heroinmissbrauch erleiden könnte.

Nachdem wir uns darauf geeinigt hatten, mit Hypnose zu arbeiten, durchlief Darren eine Abfolge von acht Sitzungen, bei denen im Wesentlichen die Ego-State-Therapie angewandt wurde. In der ersten Sitzung ging es darum, von Darren einige Informationen zu erhalten, eine Vertrauensbasis aufzubauen und mit vorläufigen Trancezuständen seine Fähigkeit zu erkunden, Ego-States in die Exekutive zu bringen. Er berichtete, wie sein Leben in den letzten Jahren verlaufen war. Sein älterer Bruder, der arbeitslos war, hatte die Familie verlassen, lebte auf der Straße und entwickelte eine Heroinabhängigkeit. Darren unterstützte seinen Bruder nach Kräften, und durch Freunde seines Bruders kam er in Kontakt mit Heroin und wurde abhängig. Bald darauf verließ er seinen eigenen Freundeskreis, der ihn ablehnte, wie er meinte. Danach verbrachte er die meiste Zeit allein und schloss sich jeden Tag für viele Stunden in seinem Zimmer ein.

Durch seine Abhängigkeit, so erklärte er, war sein Selbstbewusstsein verschwunden und er verspürte nicht mehr den Wunsch, mit seiner Familie oder anderen zusammen zu sein. Er meinte, die Hypnose würde ihm einen Weg aufzeigen, wie er seinem gegenwärtigen Mangel an „Wohlbefinden" entgegenwirken konnte. Er formulierte einen starken Wunsch nach Veränderung, weil er sich an Zeiten erinnern konnte, in denen er glücklich war. Darren wollte seine Methadonabhängigkeit reduzieren, sich von Heroin

fernhalten und ganz allgemein sein Selbstbewusstsein aufbauen. Außerdem wollte er eine Freundin finden, da die Beziehung zu seiner ehemaligen Freundin hauptsächlich wegen seiner Sucht in die Brüche gegangen war.
Wir kamen überein, dass es interessant sein könnte zu erleben, wie sich eine Hypnose anfühlte. Normalerweise reicht schon ein leichter Hypnosezustand, um Zugang zu „Teilen“ oder Ego-States zu erlangen, und Darren gelang es in der ersten Sitzung, nachdem ich ihm kurz erklärt hatte, dass unser Selbst aus unterschiedlichen Stimmungs- oder Persönlichkeitsanteilen besteht.
In den ersten Sitzungen wurden einige Anteile identifiziert, die in späteren Sitzungen wieder auftauchten. Dazu gehörten:

- „Moby“, der ihn permanent nachdenken ließ und für seine Schlafprobleme verantwortlich war.
- „Darro“, der gerne Witze machte und Spaß haben wollte und „ihm half, zurechtzukommen“.
- „Paul“, der Teil, der abhängig war und nichts machen musste.
- „Shand“, ein guter Berater, aber ziemlich ernst. Er lehnte Darro ab.
- „Dave“, ein zurückgezogener Teil, der traurig war und sich allein fühlte.
- „Peter“, ein schüchterner und jüngerer Ego-State.

Therapeut: Wenn da ein Teil ist, der mir etwas über Darrens Abhängigkeit sagen kann: Sag einfach: „Ich bin da“.
Darren: Ich bin da.
Therapeut: Danke, dass du mit mir sprichst. Hast du einen Namen, bei dem ich dich nennen kann?
Darren: Ja … nenn mich Moby.
Therapeut: Was tust du für Darren, Moby?
Darren: Also, ich halte ihn die ganze Nacht wach.
Therapeut: Wie machst du das?
Darren: Ich lasse ihn nachdenken.
Therapeut: Du lässt ihn nachdenken?
Darren: Ja … ich sorge dafür, dass er die ganze Zeit denkt. Er muss denken.
Therapeut: Wie lange bist du schon bei ihm, Moby?
Darren: Vier Jahre, seit er angefangen hat *(Marihuana zu rauchen und schließlich Heroin zu spritzen).*
Therapeut: Und du lässt ihn immer weiter denken, also ist er nachts oft wach? *(Darrens Schlafproblem)*
Darren: Ja … ich lass ihn die ganze Nacht denken. Er muss viel über das nachdenken, was er tut.

Therapeut: Weißt du von einem Anteil, der dir deine Aufgabe schwerer macht?

Darren: Ja … da gibt es einen Anteil, der mich nicht mag.

Therapeut: Danke, dass du mit mir gesprochen hast, Moby. Ich weiß das zu schätzen, und wenn es dir recht ist, möchte ich später noch einmal mit dir reden. Jetzt möchte ich mit dem Anteil sprechen, von dem Moby erzählt hat.

Darren: Ja. *(Sein Tonfall und Gesichtsausdruck ändern sich, sie zeigen Leichtigkeit und Humor.)*

Therapeut: Wie kann ich dich nennen, Teil?

Darren: „Darro."

Therapeut: Welche Rolle spielst du für Darren?

Darren: Ich helfe ihm, zurechtzukommen. Ich sorge dafür, dass er lacht. Wenn er mich nicht hätte, wäre das ganz schön schlimm.

Therapeut: Ganz schön schlimm?

Darren: Ich helfe ihm dabei, Ruhe zu bewahren.

Therapeut: Also gibst du ihm deinen Sinn für Humor, Darro?

Darren: Manchmal … Jetzt mache ich es nicht mehr so sehr, seit Moby so stark geworden ist.

Therapeut: Oh ja? Kannst du mir sagen, warum nicht?

Darren: Weil er etwas verloren hat. Er will mich nicht, wenn *dieser* Teil da ist.

Therapeut: Erzähl mir von diesem Teil, ich wüsste wirklich gern mehr darüber.

Darren: Dieser Teil ist immer da.

Therapeut: Wäre es okay, mit diesem Teil zu sprechen? Könnte er mir Bescheid sagen, wenn er gerade zuhört?

Darren: Ja … *(Er sprich langsam und ruhig.)* Ich bin da.

Therapeut: Hast du einen Namen, mit dem ich dich ansprechen kann?

Darren: Paul.

Therapeut: Was tust du für Darren, Paul?

Darren: Ich helfe ihm, mit allem zurechtzukommen.

Therapeut: Du hilfst ihm, mit allem zurechtzukommen?

Darren: Ja … damit er nichts machen muss.

Therapeut: Wie machst du das … ihm helfen, damit er nichts machen muss?

Darren: Ich sag ihm Bescheid, wie es ist, wenn er es braucht, wenn er *dieses Gefühl* braucht.

Therapeut: Wie lange bist du schon bei ihm?

Darren: Seit vier Jahren.

Therapeut: Vier Jahre. Kennst du Moby? Er ist auch seit vier Jahren bei ihm.

Darren: Ja, Moby und ich verstehen uns gut. Moby hilft mir. Wir sorgen dafür, dass er nicht zu viel spürt und wenn er sich von allen zurückziehen muss. Moby lässt ihn immer denken, und ich helfe ihm, zurechtzukommen.

Therapeut: Kennst du Darro?
Darren: Ich kenne Darro. Er mag mich überhaupt nicht. Ich hindere ihn daran, zu lachen und Spaß zu haben. Darro hasst mich, und er ist jetzt viel kleiner.

Im Verlauf der Sitzung kamen mehr Informationen über die Kommunikation und die Beziehung zwischen „Paul“, der mit dem Bedürfnis zu tun hatte, Drogen zu nehmen, und „Moby“, der die Schlaflosigkeit auslöste. Beide Teile standen in einem Konflikt mit „Darro“, dem Teil von Darren, der gerne Spaß hatte und der ihm half, zurechtzukommen. Der Dialog förderte neue Erkenntnisse über die Dynamik der Beziehung zutage, sodass ein weiterer Anteil identifiziert werden konnte, der die Rolle des Beraters übernommen hatte. Dieser Berater, „Shand“, schien recht ernsthaft zu sein und erklärte, es sei seine Aufgabe, dafür zu sorgen, dass Darren die Sachen erledigte, die erledigt werden mussten, wie sich zu waschen, sich die Haare zu schneiden und sich vernünftig anzuziehen.
Auf die Frage, ob er Darren raten könnte, wie er besser schlafen und nicht so viel denken würde, sagte Shand, er würde es versuchen, fühlte sich aber nicht stark genug. Die Sitzung ging mit Vorschlägen zur Ego-Stärkung für Shand und einer Vereinbarung zu Ende, dass wir in einer künftigen Sitzung nach Wegen suchen würden, Darren zu helfen. Am Ende der Sitzung sagte Darren, er fühle sich leichter. Er schien seine Situation optimistischer zu beurteilen und zeigte sich erstaunt darüber, dass seine Ego-States offenbar einen eigenen Willen hatten.
In der Woche danach erschien Darren und ließ sich leicht in Trance versetzen. In dieser Sitzung tauche ein schüchterner Ego-State auf, „Peter“. Dieser Ego-State half Darren, sich ruhig zu verhalten und nicht aufzufallen. Dieser Anteil erzählte mir, dass er Darren half, durchs Leben zu kommen. Er wollte aber nicht, dass Darren auffiel, weil er selbst so schüchtern war. Er schien irgendwie unglücklich zu sein. Als sich dieses Gefühl intensivierte, fragte ich ihn, wie alt er sich fühle. Durch diese Affektbrücke ging er zu einem Erlebnis zurück, dass er im Alter von fünf Jahren hatte. Er saß damals in einer der hinteren Reihen in einem Klassenzimmer, als der Lehrer ihm eine Frage stellte. Er konnte die Frage nicht beantworten, weil er die Buchstaben auf der Tafel nicht verstand (er sagte mir später, dass er erhebliche Lernschwierigkeiten hatte). Der Lehrer machte einige Bemerkungen, die ihn kränkten. Er fühlte sich bloßgestellt und schämte sich.
An diesem Punkt stieg Darrens emotionales Ausdrucksniveau zu einer kompletten Abreaktion. Auf diese Erinnerung folgten Schilderungen von zwei ähnlichen Erlebnissen, die Darren als 16-Jähriger an einer Fachschule und als 19-Jähriger in einer Maßnahme zur Erwachsenenbildung hatte. In beiden Fällen wurde ihm eine Frage gestellt, die er nicht beantworten konnte.

Er wurde sehr verlegen und empfand tiefe Scham. In beiden Situationen hatte er das Gefühl, in den Augen seiner Mitschüler herabgesetzt worden zu sein. Als er sich als „erwachsener" Anteil wieder mit diesen Erinnerungen beschäftigte, erkannte er, dass er sich selbst für viel minderwertiger hielt als andere und dass er meinte, keine der Grundfertigkeiten erworben zu haben, die man aus der Schule mitnimmt. Als wir diese Vorstellungen näher erkundeten, stellten wir fest, dass Darren sehr wohl einige Fertigkeiten besaß: Es fiel ihm leicht, Kontakte zu knüpfen und ein Netzwerk aus Beziehungen aufzubauen.

Mithilfe von Metaphern wurde ihm klar, dass es viele erfolgreiche und hochangesehene Menschen gibt, die in der Schule schlecht abgeschnitten haben. Darren war in der Lage, bei sich ein Gefühl der Unzulänglichkeit aufzuspüren, das er verinnerlicht und die meiste Zeit seines Lebens beibehalten hatte. Er merkte, dass dieses Gefühl einen großen Einfluss auf sein Suchtverhalten hatte. Indem er sich selbst in erfolgreichen Situationen sah, konnte er sich neu ausrichten und erfüllendere Selbstkonzepte anstreben. „Dave" und „Peter" hatten eine enge Beziehung; sie waren dafür verantwortlich, dass sich Darren schüchtern und einsam fühlte. Diese Anteile halfen Darren, sich vorzustellen, wie er seine sozialen Fähigkeiten zeigte und die positiven Reaktionen anderer Menschen wahrnahm.

Im Verlauf weiterer Sitzungen wurden Ego-States aus früheren Sitzungen eingebunden. Probleme im Zusammenhang mit der Trennung von Darrens Eltern wurden angesprochen und verarbeitet. Mit Paul (Sucht), Moby (Schlaflosigkeit) und Shand (hilfreicher Berater) wurden Vereinbarungen getroffen, wie sie Darren helfen konnten, seine neuen Fähigkeiten zu entfalten. Dazu würde er mehr Energie für die Interaktion mit anderen brauchen; um einen Anfang zu machen, sollte er öfter aus seinem Zimmer kommen, Mahlzeiten mit seiner Familie einnehmen und den Kontakt mit alten Freunden (aus der Zeit vor der Drogensucht) aufnehmen. Er konnte seine Fähigkeiten entwickeln. Diese Erkenntnis wurde in weiteren Sitzungen bestärkt, außerdem wurden Vereinbarungen mit den anderen Ego-States getroffen, einige ihrer gewohnten Verhaltensweisen hinter sich zu lassen und neue, interessante und kreative Verhaltensweisen zu übernehmen.

Ein paar Wochen nach der letzten Sitzung berichtete Darrens Mutter mir von erfreulichen Veränderungen: Darren hielt sich weiterhin von Heroin fern, hatte seine Methadondosis reduziert und verbrachte mehr Zeit mit der Familie. Sein alter Sinn für Humor und Spaß zeigte sich wieder öfter, und er hatte einige alte Freundschaften wieder aufleben lassen. Außerdem schien er selbstbewusster zu sein.

Einige Zeit später erfuhr ich, dass Darren in einer glücklichen Zweierbeziehung lebt und weiterhin kein Heroin nimmt.

Ein wichtiger Aspekt der Fallstudie betrifft die Arbeit an der Auflösung von Traumata aus der Vergangenheit, sodass sie die Veränderungen, die Darren sich für sein Leben wünschte, nicht länger behinderten. Ego-States mit Trauma lassen sich durch bestimmte Drogen blockieren. Diese Drogen erzeugen positive Empfindungen und sorgen gleichzeitig dafür, dass die zugrunde liegenden Gefühle des Traumas nachlassen – eine verführerische Mischung, die einen Widerstand gegen Suchtverhalten schwierig macht. Menschen, die traumatische Erlebnisse aufgelöst haben, sind eher vor Suchtverhalten gefeit.

Wenn sich bei einem Menschen physische Symptome von Abhängigkeit zeigen, kann es sehr schwer sein, sich gleichzeitig dem physischen Entzug und der erneuten Konfrontation mit traumatisierten Ego-States zu stellen, um sich von der „Droge der Wahl" zu lösen. Die Situation wird dadurch verschärft, dass sich die nicht-blockierten Ego-States an die Abwesenheit der durch die Droge blockierten Ego-States gewöhnt haben.

Die Ego-State-Therapie mit ihren Techniken zur Auflösung von Traumata kann nicht nur die Wahrscheinlichkeit verringern, dass ein Mensch drogenabhängig wird. Sie kann auch helfen, eine Abhängigkeit zu durchbrechen: Sie löst Traumata auf und unterstützt die Ego-States bei einer Neuverteilung der Rollen, was eine Abkehr vom Drogenkonsum bewirkt. Dabei gilt es immer zu bedenken, dass die Ego-State-Therapie keine Kindheitstraumata bei Ego-States auflösen kann, während sie durch psychoaktive Substanzen blockiert werden.

4.4.2 Raucherentwöhnung und Gewichtsreduktion

Hypnose wird oft als wirksames Mittel bei der Raucherentwöhnung und bei dem Bemühen von Klienten angesehen, weniger und anders zu essen. In diesem Zusammenhang wird sie oft gemeinsam mit Techniken eingesetzt, die mit direkter Suggestion arbeiten. Dieser Ansatz ist insofern problematisch, als die Suggestionen nur eine vorübergehende Lösung bieten, solange das Suchtverhalten zur Stelle ist, um unerwünschte Gefühle zu blockieren, die zugrunde liegende Traumata verursachen. Die negative Energie des zugrunde liegenden Traumas wird oft zu einer Rückkehr zum Suchtverhalten führen.

Die hier vorgestellte Ego-State-Intervention gilt sowohl für die Raucherentwöhnung als auch für die Gewichtsreduktion. Durch sie werden Traumata lokalisiert und aufgelöst, die das Suchtverhalten verschleiert. Gleichzeitig werden Ego-States gestärkt, die ein gesünderes Verhalten anstreben.

Zum Thema Gewichtsreduktion sei jedoch eine Warnung vorausgeschickt. Der gesellschaftliche Druck, schlank zu sein, ist enorm. Einem Klienten, der bereits ein gesundes Körpergewicht unterschreitet, sollte man nicht helfen, noch mehr Gewicht zu verlieren. Ein solcher Klient leidet unter einer Essstörung, und es ist diese Essstörung, mit der sich die Intervention befassen sollte, nicht der Gewichtsverlust. Außerdem gibt es Klienten, die genauso schwer sind wie andere Familienmitglieder des gleichen Geschlechts es im selben Alter waren. Diese Klienten haben möglicherweise ihre Gewichtsgrenze bereits erreicht; bei ihnen käme es einer Hungerkur gleich, wenn sie auf ein niedrigeres Gewicht hinarbeiten würden. Ihr Gewicht hat vielleicht gar nichts mit dysfunktionalen Ego-States zu tun, und eine Beratung sollte sich eher dem Thema Selbstwertgefühl widmen. Bei diesen Klienten empfiehlt es sich, über die Situationen zu sprechen, in denen sie mehr essen, als sie eigentlich wollen, um herauszufinden, ob es der Hunger ist, der sie essen lässt, ob eine Form von Stress oder Angst dahintersteckt oder ob ein tranceähnlicher Zustand damit im Zusammenhang zu stehen scheint. Es ist unethisch für einen Therapeuten, einem Klienten zu einem ungesunden Körpergewicht zu verhelfen.

Rauchen oder ungesunde Essgewohnheiten können einfach etwas sein, was man sich angewöhnt hat; nicht immer liegt ein Trauma zugrunde. Wenn das der Fall ist, bieten sich Techniken der Ego-State-Verhandlungen an. Zunächst sollte festgestellt werden, ob das unerwünschte Verhalten mit einem Trauma zusammenhängt. Wenn das nicht zutrifft, werden Ego-State-Verhandlungen eingeleitet. Im Folgenden werden Schritte zur Traumaauflösung erläutert. Wenn beim 7. und 8. Schritt klar wird, dass im Zusammenhang mit dem unerwünschten Verhalten kein Trauma vor liegt, gehen Sie weiter zum 10. Schritt und fahren mit Ego-State-Verhandlungen fort.

Die Schritte der Ego-State-Intervention für Raucherentwöhnung und Gewichtsreduktion werden zunächst aufgelistet, dann wird jeder Schritt eingehend erläutert. Dabei wird unterstellt, dass die oben ausgesprochenen Hinweise berücksichtigt werden.

1. Besprechen Sie mit dem Klienten die Art seines Suchtverhaltens.
2. Finden Sie heraus, wann die Wahrscheinlichkeit am größten ist, dass der Klient in dieses Suchtverhalten verfällt.
3. Lassen Sie sich ein Beispiel für das Suchtverhalten eingehen schildern.
4. Bitten Sie den Klienten zu erklären, warum das Verhalten nicht erwünscht ist.

5. Hypnotisieren Sie den Klienten.
6. Führen Sie den Klienten zu der Zeit zurück, in der das Suchtverhalten aufgetreten ist und konzentrieren Sie sich auf die Angst, die mit dem Bedürfnis nach diesem Verhalten verknüpft ist. Stützen Sie sich auf Informationen vom 3. Schritt.
7. Steigern Sie den Affekt der Angst, bis der Klient eindeutige Emotionen zeigt.
8. Finden Sie mithilfe der Affektbrücke heraus, welche ungelösten Probleme mit dem Suchtverhalten verknüpft sind.
9. Setzen Sie Techniken ein, die im Abschnitt 3.1.4 (Mittel der Traumaverarbeitung) beschrieben werden, um mit dem Suchtverhalten verbundene Probleme aufzulösen und die entsprechenden Ego-States zu stärken.
10. Bitten Sie darum, mit dem Anteil des Menschen zu sprechen, der weiß, dass er die Abhängigkeit nicht möchte. Das ist der Anteil, der beim 3. Schritt gesprochen hat.
11. Legen Sie einen Namen für den Anteil fest, der die Abhängigkeit nicht möchte (siehe Abschnitt 2.2.2, Allgemeine Hinweise für Gespräche mit Ego-States).
12. Verhandeln Sie mit dem Anteil, der nicht will, dass das Verhalten in den Situationen exekutiv wird, in denen es in der Vergangenheit aufgetreten ist (vom 2. Schritt).
13. Bringen Sie den Klienten mithilfe von Imaginationen in Szenen, in denen Suchtverhalten in der Vergangenheit möglicherweise aufgetreten ist, und bitten Sie den Klienten zu prüfen, ob er mit der Versuchung umgehen kann.
14. Wenn der Klient gut mit der Versuchung umgehen kann, holen Sie ihn aus der Hypnose. Ansonsten überlegen Sie, welche zusätzliche Ego-State-Arbeit vor dem Ende der Hypnosesitzung nötig ist.
15. Besprechen Sie mit dem Klienten eingehend die Ego-State-Dynamik, die für die Auflösung des Traumas und die Ermächtigung des entsprechenden Ego-States verwendet wurde.

Nachfolgend werden die Schritte einzeln erläutert.

1. Besprechen Sie mit dem Klienten die Art seines Suchtverhaltens.
Unabhängig davon, ob Sie der Klient wegen Rauchen, Essen oder anderen Süchten aufgesucht hat, ist es wichtig, Informationen zu seinem Suchtverhalten zu sammeln. Wie lange besteht das unerwünschte Verhalten schon? Wie markant ist es? Gab es ein einschneidendes Ereignis im

Leben des Klienten, als das Verhalten begann. Was verbindet er aktuell mit dem Verhalten – Nervosität, Stress, Gefühl von Kontrollverlust, Gefühl von sozialem Druck usw. Warum möchte der Klient mit dem Verhalten aufhören?

2. Finden Sie heraus, wann die Wahrscheinlichkeit am größten ist, dass der Klient in dieses Suchtverhalten verfällt.
Es ist wichtig, Informationen zu den Situationen und den Zeiten zu bekommen, in denen der Klient zu dem unerwünschten Verhalten neigt. Wenn es ums Rauchen geht, könnte es bei einer Tasse Kaffee sein, mit Freunden in einer Arbeitspause, nach dem Frühstück oder in einem Nachtclub. Wenn es darum geht, dass der Klient mehr isst, als er will, könnten die „gefährlichen" Zeiten sein, wenn er von der Arbeit nach Hause kommt, nach dem Sex, wenn er sich langweilt oder wenn er unglücklich ist. Halten Sie die Informationen so detailliert wie möglich fest, da Sie später darauf zurückgreifen müssen.

3. Lassen Sie sich ein Beispiel für das Suchtverhalten eingehend schildern.
Diese Information setzen Sie ein, wenn Sie dem hypnotisierten Klienten helfen, den Ego-State in die Exekutive zu holen, der sich auf unerwünschte Weise verhält. Stellen Sie ihm Fragen, anhand derer Sie später die Szene aufbauen, in der das Verhalten normalerweise praktiziert wurde. Berücksichtigen Sie dabei sensorische Informationen wie die Beschreibung eines Zimmers, den Lichteinfall, die Textur von Tisch oder Sofa, die Temperatur, Gefühle, körperlichen Empfindungen, Gefühl von Kontrolle, ob andere Leute dabei sind usw.

4. Bitten Sie den Klienten zu erklären, warum das Verhalten nicht erwünscht ist.
Mit den ersten drei Schritten bekommen Sie die Informationen, die Ihnen helfen, die Sucht zu verstehen und den hypnotisierten Klienten in den süchtigen Ego-State zu geleiten. Der 4. Schritt gibt einem Ego-State, der das Verhalten nicht will, die Möglichkeit, sich zu äußern. Notieren Sie sich Gründe, warum der Klient das Verhalten nicht möchte, damit Sie sie zu gegebener Zeit wiederholen und einsetzen können, um einen Ego-State in die Exekutive zu holen, der die Sucht nicht will. Dieser Ego-State wird lernen, bei den Gelegenheiten die Exekutive zu übernehmen, bei denen der Klient in der Vergangenheit die stärkste Neigung zum Suchtverhalten verspürte.

5. Hypnotisieren Sie den Klienten.
Wenden Sie dabei die Technik an, mit der Sie am liebsten arbeiten. Am

besten geeignet ist eine mittlere bis große hypnotische Tiefe, obwohl man auch mit einem leichten bis mittleren Zustand arbeiten kann.

6. Führen Sie den Klienten zu der Zeit zurück, in der das Suchtverhalten aufgetreten ist, und konzentrieren Sie sich auf die Angst, die mit dem Bedürfnis nach diesem Verhalten verknüpft ist. Stützen Sie sich dabei auf Informationen vom 3. Schritt.
Bei dieser Angst kann es sich um Langeweile handeln, um die Notwendigkeit, sich zu entspannen, ein Gefühl von gesellschaftlichem Druck oder um ein anderes Gefühl, das diesem Verhalten vorausgeht. Bitten Sie den Klienten, den Mut aufzubringen, wirklich in dieses Gefühl hineinzugehen. Wiederholen Sie bei diesem Schritt die Gefühle des Klienten mit seinen eigenen Worten. Wenn er z. B. angibt, dass er ein Gefühl von „Alles ist egal" verspürt, könnten Sie sagen: „Ein Gefühl, dass alles egal ist. Ich möchte, dass Sie den Mut haben, wirklich dieses Gefühl zu erleben, dass alles egal ist. Gehen Sie hinein und erzählen Sie mir, wie genau sich das anfühlt."

7. Steigern Sie den Affekt der Angst, bis der Klient eindeutige Emotionen zeigt.
Wenn der Klient das Gefühl eindeutig und erkennbar durchlebt (nicht von einer Position außerhalb des Gefühls darüber spricht, sondern aus dem Erleben heraus berichtet), fragen Sie ihn, wo auf einer Skala von 1 bis 100 er „Alles ist egal" im Moment erlebt. Wenn er 60 sagt und dabei keinen oder nur wenig erkennbaren Affekt zeigt, fragen Sie ihn: „Können Sie das auf 70 bringen?" Drängen Sie den Klienten immer weiter, das Gefühl zu intensivieren, bis er einen klar erkennbaren Affekt zeigt. Wenn Sie nach mehreren Versuchen nicht feststellen können, dass das unerwünschte Verhalten mit einem Angstzustand zu tun hat, machen Sie mit dem 10. Schritt mit den Ego-State-Verhandlungen weiter.

8. Finden Sie mithilfe der Affektbrücke heraus, welche ungelösten Probleme mit dem Suchtverhalten verknüpft sind.
Wenn der Klient erkennbar Affekt zeigt, fragen Sie ihn: „Wenn Sie diese Gefühle empfinden (wiederholen Sie sie mit den Worten des Klienten), wie Sie es jetzt gerade tun, wie alt fühlen Sie sich? Gehen Sie zu der Zeit, als Sie (nennen Sie das Alter, das der Klient angeben hat) waren, als Sie (wiederholen Sie das Gefühl) zum ersten Mal gefühlt haben." Im Klartext könnte die Frage lauten: „Gehen Sie zu der Zeit, als Sie sieben Jahre alt waren und zum ersten Mal das Gefühl erlebten, dass alles egal ist." Passen Sie den Affekt in Ihrer Stimme dem des Klienten an. Fahren Sie dann fort: „Sind Sie

in einem Haus oder im Freien?“ Nachdem der Klient diese Frage beantwortet hat, fragen Sie: „Sind Sie allein oder ist jemand bei Ihnen?“ Nach der Antwort auf diese Frage fordern Sie ihn auf: „Sagen Sie mir genau, was gerade passiert.“ Passen Sie diese Fragen an die Tiefe der Hypnose und an Ihren Eindruck vom Klienten an. Richten Sie sich in Ihrem Vorgehen auf die Besonderheiten, die der Klient mitbringt, und arbeiten Sie sich weiter bis zum ersten Erleben der Gefühle vor, die der Klient erlebt, wenn das Suchtverhalten auftritt.

9. Setzen Sie Techniken ein, die im Abschnitt 3.1.4 (Mittel der Traumaverarbeitung) beschrieben werden, um mit dem Suchtverhalten verbundene Probleme aufzulösen und die entsprechenden Ego-States zu stärken.
Achten Sie darauf, dass

- der Klient sich mitteilt und seine Angst überwindet,
- der Auslöser der Angst beseitigt oder geändert wird und
- alle Bedürfnisse des Ego-States, der die ungelösten Gefühle in sich trug, erfüllt werden (siehe Abschnitt 3.1.4). Es ist wichtig, dass all das geschieht, während der Klient in diesem Ego-State ist, der das negative Gefühl, das mit dem Suchtverhalten zusammenhängt, zum ersten Mal erlebte.

10. Bitten Sie darum, mit dem Anteil des Menschen zu sprechen, der weiß, dass er die Abhängigkeit nicht möchte. Das ist der Anteil, der im 3. Schritt gesprochen hat.
Stützen Sie sich auf die Informationen vom 3. Schritt, um den Ego-State herauszuholen, der wirklich nicht will, dass der Mensch sein Suchtverhalten fortsetzt. Am besten verwenden Sie dabei das, was der Klient selbst über diesen Anteil gesagt hat, und zwar mit seinen eigenen Worten. Sie könnten sagen: „Jetzt möchte ich mit dem Anteil von Ihnen sprechen, der wirklich nicht rauchen will, mit dem Teil, der den schlechten Atem nicht will und der sich Sorgen um Ihre Gesundheit macht.“

11. Legen Sie einen Namen für den Anteil fest, der die Abhängigkeit nicht möchte (siehe Abschnitt 2.2.2, Allgemeine Hinweise für Gespräche mit Ego-States).
Wenn Sie das Gespräch mit dem Teil eingeleitet haben, der nicht möchte, dass das Suchtverhalten weitergeht, fragen Sie ihn: „Wie kann ich den Anteil von Ihnen nennen, der weiß, dass er nicht mehr zwischen den Mahlzeiten essen will?“ Es ist wichtig, einen Namen zu haben, damit Sie diesen Anteil schnell und unkompliziert aufrufen können, ohne ihn ausführlich

definieren zu müssen. Wenn er Schwierigkeiten hat, sich für einen Namen zu entscheiden, schlagen Sie selbst einen vor: „Wäre ‚Gesundheitsbewusst' ein guter Name für dich?"

12. Verhandeln Sie mit dem Anteil, der nicht will, dass das Verhalten in den Situationen exekutiv wird, in denen es in der Vergangenheit aufgetreten ist (von Schritt 2).
In diesem Stadium haben Sie einige sehr aufschlussreiche und nützliche Informationen. Sie wissen, wann das Suchtverhalten normalerweise problematisch ist, und Sie kennen einen Ego-State, der das Suchtverhalten nicht will. Wenn der Ego-State, der das Suchtverhalten ablehnt, in kritischen Zeiten exekutiv werden kann, wird der Klient der Versuchung nicht nachgeben und kein Suchtverhalten zeigen. Das klingt einfach. Man bringe den Ego-State in die Exekutive, der das Verhalten nicht will, und das Verhalten verschwindet. Das Problem ist, dass sich der Ego-State, der das Verhalten will, in kritischen Zeiten in die Exekutive drängt. Daher muss im Rahmen von Verhandlungen zwischen dem Ego-State, der das Verhalten ablehnt, und dem Ego-State, der das Verhalten will, eine Vereinbarung getroffen werden, mit dem beide Ego-States zufrieden sind. Es kann hilfreich sein, andere Ego-States an einer solchen Vereinbarung zu beteiligen. Wenn der Klient z.B. raucht, wenn er sich unsicher fühlt, könnte ein dritter (sicherer) Ego-State versprechen, dem unsicheren Ego-State zu Hilfe zu kommen, sodass dieser dem nicht-süchtigen Ego-State erlauben kann, exekutiv zu werden.

13. Bringen Sie den Klienten mithilfe von Imaginationen in Szenen, in denen Suchtverhalten in der Vergangenheit möglicherweise aufgetreten ist, und bitten Sie den Klienten zu prüfen, ob er mit der Versuchung umgehen kann.
Wenn Sie meinen, dass die Verhandlungen erfolgreich waren und die Ego-States so ausbalanciert sind, dass der nicht-süchtige Ego-State in kritischen Zeiten in die Exekutive kommen kann, können Sie die neue Anordnung der Ego-States mithilfe von Imaginationen überprüfen. Damit erreichen Sie zweierlei. Therapeut und Klient können sehen, ob die Ego-State-Arbeit es geschafft hat, dem Klienten die Kontrolle über die Sucht einfacher zu machen. Gleichzeitig gewinnt der Klient das Vertrauen, dass die Kontrolle über die Sucht in seiner Hand liegt.

14. Wenn der Klient gut mit der Versuchung umgehen kann, holen Sie ihn aus der Hypnose. Ansonsten überlegen Sie, welche zusätzliche Ego-State-Arbeit vor dem Ende der Hypnosesitzung nötig ist.

Weitere Ego-State-Verhandlungen können nötig sein, bevor der Klient sich sicher fühlen kann. Es kommt vor, dass zwar ein Trauma aufgelöst wurde, ein zweites jedoch noch nach Auflösung verlangt. Mithilfe von Versuchungsimaginationen lässt sich feststellen, ob die Sitzung erfolgreich war. Setzen Sie die Sitzung nach Bedarf mit zusätzlicher Ego-State-Arbeit fort, bis sich der Klient bei Versuchungsimaginationen sicher genug fühlt, das Suchtverhalten vermeiden zu können.

15. Besprechen Sie mit dem Klienten eingehend die Ego-State-Dynamik, die für die Auflösung des Traumas und die Ermächtigung des entsprechenden Ego-States verwendet wurde.
Es ist gut, dem Klienten alle Informationen an die Hand zu geben, die ihm ein besseres Verständnis davon vermittelt, wie sich die Arbeit an den Ego-States auswirken wird. Klienten, die über den Prozess Bescheid wissen, fühlen sich eher gestärkt und selbstkompetent. Das Gefühl, Teil des Prozesses zu sei, ist vor allem dann hilfreich, wenn sich ein Klient mehr Kontrolle über sein Leben wünscht.

4.5 Multiple Persönlichkeit (Dissoziative Identitätsstörung)

In diesem Abschnitt geht es um einige wichtige Aspekte der Arbeit mit Klienten, die unter einer Dissoziativen Identitätsstörung (DIS) leiden. Für einen Therapeuten ist die Behandlung von Multiplen oder „Multis“ eine der schwierigsten und anspruchsvollsten Aufgaben, die viel Erfahrung, Geschick und Wissen erfordert. Theorie und Praxis der Ego-State-Therapie stellen ein wertvolles Instrument für diese Arbeit dar, doch reicht dieses Buch nicht als Grundlage für eine Behandlung aus.

Die Dissoziative Identitätsstörung wird möglicherweise durch schweren chronischen Missbrauch in der Kindheit verursacht. Die normale Struktur der Ego-States wird durch die Notwendigkeit gestört, dem Schmerz zu entkommen. Im Verlauf von Monaten oder Jahren schweren Missbrauchs lernen manche Kinder, sich beim Wechsel von einem Ego-State in einen anderen „nicht zu erinnern“, was geschehen ist. So wissen sie am nächsten Tag in der Schule nicht mehr, was in der Nacht zuvor passiert ist. Die Kommunikation zwischen den Ego-States bricht zusammen, damit das Kind die Situation bewältigen kann.

Ein Mensch ohne DIS hat normalerweise eine relativ deutliche Erinnerung an das, was passiert ist, während ein anderer Ego-State in der Exekutive war. Bei einem Menschen mit DIS ist keine Erinnerung an das vorhanden, was eine selbstverletzende andere Identität (ein separater Ego-State bei Menschen mit DIS) Sekunden vorher getan hat. Ein Mensch ohne DIS geht an den Kühlschrank, macht ihn auf und überlegt: „Warum bin ich an den Kühlschrank gegangen?“ Der Multiple dagegen öffnet den Kühlschrank und denkt: „Wie bin ich nach Hause gekommen, und wie lange bin ich schon hier?“ Er erlebt im Laufe eines Tages immer wieder Blackouts, also Zeiten, deren Erinnerung nicht zugänglich ist. Während eines Blackouts ist eine andere Identität in den Vordergrund getreten. Wenn sie das nächste Mal in der Exekutive ist, sind die Erinnerungen an ihre Vergangenheit wieder verfügbar. Wenn man einen Multiplen fragt: „Sind Sie als Kind missbraucht worden?“, antwortet er meist ganz aufrichtig: „Nein.“ Die Persönlichkeitsidentität, die die Frage beantwortet, hat keine Erinnerung an den Missbrauch. Einzelheiten erfährt man erst, wenn man mit der missbrauchten Persönlichkeit spricht.

Der Therapeut sollte den Ego-States versichern, dass die Arbeit mit ihnen nicht darauf abzielt, einzelne Anteile loszuwerden. Wenn sie glauben, dass man sie verscheuchen will, sind Ego-States nicht zur Zusammenarbeit bereit. Das gilt vor allem für die Arbeit mit Alter-Persönlichkeiten. Viele Multiple haben Ego-States, die befürchten, dass der Therapeut ihre Existenz beenden will. Oft braucht es Monate, manchmal sogar Jahre, bis sich die unterschiedlichen Alter-Persönlichkeiten auf ein Gespräch einlassen und in die Exekutive kommen können. Diese Entwicklung kann sich durch die Existenzangst der Ego-States weiter in die Länge ziehen. Zu den Gründen, weshalb Alter-Persönlichkeiten ungern sprechen oder es schwierig finden, gehören:

- Sie fürchten, dass der Therapeut sie loswerden will.
- Sie fürchten, dass der Therapeut sie hindert, das zu tun, was sie meinen tun zu müssen.
- Sie glauben, dass sie den Therapeuten nicht hören können.
- Sie ziehen es vor, das Trauma versteckt zu halten.

Oft glaubt eine Alter-Persönlichkeit, dass der Mensch stirbt, wenn sie ihre Arbeit nicht macht. Selbst wenn die Rolle der Alter-Persönlichkeit vorsieht, dass sie hart und boshaft ist, ist sie überzeugt, dass sie so sein muss, weil der Mensch sonst großen Schmerz erleidet. In der Vergangenheit, in der Zeit des chronischen Missbrauchs, mag das zutreffend gewesen sein. Ein harter und boshafter Ego-State stellte einen Schutz dar. Im Erwachsenenalter verursacht der harte, boshafte Ego-State dem Menschen viel Leid. Mithilfe von Ego-State-Verhandlungen kann man versuchen, eine böswillige Alter-Persönlichkeit dazu zu bewegen, eine positivere Rolle zu übernehmen.

Die Kommunikation zwischen den Alter-Persönlichkeiten ist sehr schlecht. Manche sind in der Lage, miteinander zu kommunizieren, und es kann sein, dass ein Multipler Oberflächen-Alter-Persönlichkeiten hat, die sich an Zeiten erinnern, in denen eine andere Alter-Persönlichkeit exekutiv war. Sie haben also ein Erinnerungsvermögen, wie wir es von Ego-States kennen. Manche Alter-Persönlichkeiten zeigen praktisch keine Kommunikation mit anderen, auch nicht mit anderen Oberflächen-Alter-Persönlichkeiten. Durch den Mangel an Kommunikation der Alter-Persönlichkeiten untereinander können viele von ihnen nicht hören, was der Therapeut sagt. Nach monatelanger Arbeit kann es passieren, dass neue Alter-Persönlichkeiten auftauchen, die keine Ahnung haben, was in der Therapie besprochen wurde. Die Ego-State-Arbeit mit Multiplen strebt an, Alter-Persönlichkeiten zu akzeptablen neuen Rollen zu verhelfen und die Kommunikation unter den Alter-Persönlichkeiten zu verbessern. Man kann sie einander vorstellen und sie davon überzeugen, dass sie weiterhin kommunizieren müssen, um einen Austausch von Erinnerungen zu ermöglichen. Sie müssen lernen, einander zu vertrauen.

Ein weiteres Ziel der Arbeit mit Multiplen ist die Auflösung des Traumas. Das kann sich als schwierig erweisen, und es erfordert viel Geschick und Geduld, um den oder die traumatisierten Ego-States zu erreichen. Die Bewältigungsstrategie der Multiplen besteht darin, Traumata zuzudecken und zu verbergen, weil sie so schlimm sind, dass sich der Mensch nicht anders zu helfen weiß als zu glauben, es sei nichts geschehen. Das Konzept dieser traumatisierten und isolierten Anteile sieht weder Verstehen noch Auflösung vor. Bei Alter-Persönlichkeiten, die gelernt haben, ein Trauma zu verstecken, um den Menschen auf diese Weise zu schützen, verhält es sich oft ebenso. Diese traumatisierten Anteile sind es nicht gewöhnt, sich helfen zu lassen oder sich besser zu fühlen.

Ego-State-Techniken zur Traumaauflösung und Verbesserung der internen Kommunikation können zur Minderung des Leids und zur Neuordnung der Anteile eines Menschen mit DIS führen. Die Ego-State-Therapie strebt keine einheitliche Persönlichkeit an, sondern eine integrierte Persönlichkeit mit Ego-States, deren Probleme gelöst sind und die sich gegenseitig respektieren. Es geht also um eine Annäherung an die nicht-klinische Population.

4.6 Posttraumatische Belastungsstörung (PTBS)

Die Symptome der PTBS sind mittlerweile weithin bekannt, und kaum jemand wird abstreiten, dass manche Klienten aufgrund von zuvor erlebtem traumatischen Stress pathologisch reagieren. Die wesentliche Botschaft dieses Buches ist, dass ungelöste Traumata zu unerwünschten Symptomen führen können. Die Ego-State-Therapie eignet sich hervorragend für die Arbeit mit Klienten, die unter PTBS leiden. Wenn der traumatisierte Ego-State die Möglichkeit hat, seine Befindlichkeit zu schildern und sich zu erklären, wenn er ermutigt wird, die Bedrohung intern auszuräumen, und dann interne Hilfe für seine Bedürfnisse bekommt, verschwinden die unerwünschten Symptome der PTBS. Die Angst eines Tiefen-Ego-States mit seinem ungelösten Trauma stellt keine treibende Kraft mehr dar, wenn der Ego-State die Angst mithilfe von Ego-State-Techniken überwunden hat, gestärkt wurde und zur Ruhe kommt. Die Anwendung der Methoden der Ego-State-Therapie erlaubt es dem Therapeuten und dem Klienten, sich unmittelbar auf das verbleibende Trauma zu konzentrieren und es aufzulösen, indem sie den Ego-State, der es beinhaltet, hervorholen und sich um ihn kümmern. Unter der Überschrift „Traumaverarbeitung“ (Abschnitt 3.1) finden Sie Hinweise auf Techniken, mit deren Hilfe sich die Symptome der PTBS lindern und beseitigen lassen.

5 Die Ego-State-Sitzungen

Sollte die Ego-State-Therapie bei jedem Klienten eingesetzt werden? Wie stellt man dem Klienten die Therapie vor? Was sind die Bestandteile einer typischen Ego-State-Sitzung? Dies sind wichtige Fragen, mit denen sich ein Therapeut auseinandersetzen muss, wenn er die Anwendung der Ego-State-Therapie in Erwägung zieht. Je nach Therapeut und Klient variieren die Antworten. In diesem Kapitel will ich schildern, wie ich vorgehe, wenn ich mit diesem Therapieansatz arbeite.

Ich setze Therapie und Theorie der Ego-States bei fast jedem Klienten ein. Allerdings denke ich nicht bei jedem Klienten, der zu mir in die Praxis kommt: „Wie kann ich die Ego-State-Therapie hier anwenden?“ Ich höre dem Klienten zunächst einmal zu, um zu erfahren, welche Probleme ihn dazu bringen, eine Therapie anzufangen. Was ich höre, wenn er sein Problem beschreibt, setze ich oft in Relation zu widerstreitenden Ego-States oder zu einer situativen Neurose, die mit einem alten Trauma verknüpft sein kann. Einer der Vorteile der Ego-State-Therapie liegt darin, dass ich nicht raten oder interpretieren muss, um die Ursache des Problems zu ergründen. Die Ursache wird offensichtlich, wenn die Affektbrücke die Verbindung zwischen Problem und Ursache herstellt.

Oft meinen Klienten, die Ursache zu kennen. Ich höre mir ihre Vermutungen an, lege das Hauptaugenmerk jedoch nicht auf ihre Analyse der Situation, weil sie erfahrungsgemäß nicht zutrifft. Den Klienten erzähle ich nichts davon. Ich stelle nicht die Frage nach dem „Warum“, wenn sie mir keinen Grund für ihre unerwünschten Symptome nennen. Das „Warum“ ruft einen intellektuellen Anteil in den Vordergrund, während die Probleme, die einen Klienten in eine Therapie bringen, fast immer ihren Ursprung in Gefühlen haben. Selbst wenn jemand kommt, der Probleme hat, eine Entscheidung zu treffen, ist es das Gefühl der Frustration, das problematisch ist. Wenn sich jemand nicht entscheiden kann, welche Farbe er am liebsten mag, und keine Angst mit der Unentschlossenheit verknüpft ist, stellt sie kein großes Problem dar. Wenn den Menschen die Unentschlossenheit quält, dann gibt es ein Problem. Es ist wichtig zu hören, was das Problem ist, nicht, warum der Klient meint, dass es existiert.

Die Fragen „Wie stellt man dem Klienten die Therapie vor?“ und „Was sind die Bestandteile einer typischen Ego-State-Sitzung?“ möchte ich dadurch beantworten, dass ich drei typische Sitzungen schildere. Jede Sitzung entspricht einer der wesentlichen Funktionen der Therapie.

5.1 Bestandteile einer Ego-State-Therapie-Sitzung

Eine Ego-State-Therapie verfolgt drei Hauptziele:

1. Ego-States lokalisieren, die Schmerz, Trauma, Wut oder Enttäuschung beinhalten, und Erleichterung, Wohlbefinden und Selbstkompetenz fördern.
2. Eine funktionale Kommunikation der Ego-States untereinander fördern und
3. Klienten helfen, ihre Ego-States kennenzulernen, damit diese Anteile besser zu ihrem Wohle eingesetzt werden können.

In diesem Abschnitt geht es darum, die typischen Schritte zum Erreichen dieser Ziele darzustellen. Die Darstellung wird einem Leser, der die vorangegangenen Kapitel nicht gelesen hat, wenig bringen, da sie sich als systematische Zusammenfassung der detailliert beschriebenen Techniken und Theorien versteht. Ich möchte darauf hinweisen, dass ich nicht empfehle, bei der Arbeit mit Klienten durchnummerierte Listen abzuhaken. Jeder Klient ist anders. Die beste Therapie entsteht dann, wenn ein Therapeut Techniken erlernt und seine Fähigkeiten verfeinert, dann die Welt des Klienten betritt und dem Weg folgt, der sich zu diesem Zeitpunkt bei diesem Klienten anbietet. Das Hauptaugenmerk des Therapeuten sollte immer auf dem Klienten liegen, nicht auf einer Abfolge von Schritten oder auf Überlegungen, was als Nächstes kommt. Die Mischung aus Aufmerksamkeit für den Klienten, dem Wunsch, eine Auflösung herbeizuführen, und der Beharrlichkeit, sich auch durch Sackgassen nicht entmutigen zu lassen, bildet die Grundlage für die Kreativität, die zu den besten Ergebnissen führt. Daher werden die drei folgenden Unterabschnitte als Schilderung einer beispielhaften Umsetzung der Ego-State-Therapie und ihrer drei wesentlichen Ziele präsentiert, nicht als Rezept in einem Kochbuch, dem Sie Schritt für Schritt folgen. Der Fokus liegt immer auf dem Klienten, nicht auf dem therapeutischen Ansatz und seinen Abläufen. Manche Punkte werden in jedem Abschnitt wiederholt, damit der Leser nicht vor- und zurückblättern muss, wenn er sich die Beschreibung einer Sitzung ansieht.

5.1.1 Sitzung: Trauma auflösen

Die Traumaauflösung der Ego-State-Therapie entspricht dem Ziel vieler psychodynamischer Therapien. Als Voraussetzung für diese Technik gilt eine situative Neurose (der Klient reagiert unangemessen auf einige Lebenssituationen). Die therapeutische Intervention fördert die Entdeckung des ursprünglichen Traumas, was zur Beseitigung der Neurose führt. Nachfolgend sind typische Bestandteile dieser Intervention aufgelistet:

1. Befragen Sie den Klienten, um zu erfahren, wie genau sich die Neurose äußert.
2. Stellen Sie dem Klienten die Ego-State-Theorie vor.
3. Stellen Sie dem Klienten die Hypnose vor.
4. Fragen Sie den Klienten, ob er Fragen zur Ego-State-Theorie, zur Ego-State-Therapie und zur Hypnose hat.
5. Verwenden Sie eine hypnotische Induktion.
6. Gegen Ende der Induktion lassen Sie den Klienten sich auf die symptomatischen Gefühle der Neurose konzentrieren.
7. Verstärken Sie die negativen Gefühle, bis ein bedeutsamer Affekt erkennbar ist.
8. Wiederholen Sie die Schilderung der Gefühle und fragen Sie den Klienten nach dem Alter, das er erlebt.
9. Bitten Sie den Klienten, während er diese Gefühle erlebt, zu dem Alter zurückzukehren, als er diese Gefühle zum ersten Mal erlebt hat.
10. Fragen Sie den Klienten, ob er in einem Haus oder im Freien ist.
11. Fragen Sie den Klienten, ob er allein ist oder ob jemand bei ihm ist.
12. Bitten Sie den Klienten, genau zu beschreiben, was passiert.
13. Helfen Sie dem Klienten, sich über die Angst zu erheben und dem Widersacher seine wahren Gefühle zu schildern.
14. Fragen Sie den Klienten, was sonst noch nötig ist, damit eine vollständige Auflösung abgeschlossen werden kann.
15. Holen Sie für den traumatisierten Ego-State Hilfe von anderen Ego-States, die helfen können.
16. Prüfen Sie, ob wirklich alle Bedürfnisse des Ego-States erfüllt worden sind.
17. Bedanken Sie sich namentlich bei allen Ego-States, mit denen Sie gesprochen haben.
18. Bitten Sie den Klienten, sich eine Situation vorzustellen, in der er die Neurose normalerweise erlebt hätte.

19. Prüfen Sie den Affekt, um sicherzugehen, dass keine unerwünschten Symptome vorhanden sind.
20. Falls die unerwünschten Symptome vorhanden sind, gehen Sie zum 7. Schritt zurück und machen Sie von dort aus weiter.
21. Vergewissern Sie sich, dass kein Ego-State mit Bedürfnissen zurückbleibt, die nicht bis zur nächsten Sitzung warten können.
22. Wenn die unerwünschten Symptome nicht vorhanden sind, holen Sie den Klienten aus der Hypnose.
23. Ermutigen Sie den Klienten zu schildern, wie er die Sitzung erlebt hat.
24. Beenden Sie die Sitzung.

Nachfolgend werden die Schritte zur Traumaauflösung erläutert.

1. Befragen Sie den Klienten, um zu erfahren, wie genau sich die Neurose äußert.

Was hat den Klienten in die Therapie gebracht? Finden Sie heraus, welche Ziele er hat. Was will er verändern? Wenn er sich mit einer situativen Neurose vorstellt, ist eine Traumaauflösung angezeigt. Klienten, die Schwierigkeiten haben, mit ihren Gefühlen umzugehen, Klienten, die Schwierigkeiten mit bestimmten Aspekten ihres Lebens haben, Klienten, die nicht verstehen, warum sie reagieren, wie sie reagieren – sie alle profitieren von der Traumaauflösung der Ego-State-Therapie.

Sammeln Sie detaillierte Informationen zu den Situationen, in denen der Klient negative Symptome erlebt. Machen Sie sich Notizen zu den Einzelheiten der Situation. Wer ist sonst noch zugegen? Welche emotionalen und physischen Empfindungen gehen mit der Situation einher? Finden Sie heraus, welche Art von Situation die unerwünschten Symptome auslöst. Die unerwünschten Symptome sind die nicht verarbeiteten Aspekte eines Ego-States, der in dieser Situation in die Exekutive kommt.

Es ist sehr wichtig, die relevanten Informationen detailliert aufzunehmen. Mithilfe dieser Informationen können Sie den Ego-State, der der Auflösung bedarf, in die Exekutive holen, um den Ursprung des Traumas zu lokalisieren, und um nach der Auflösung zu überprüfen, ob das Trauma tatsächlich aufgelöst wurde.

Es ist nicht wichtig, Informationen über die vermeintliche Ursache der Symptome zu sammeln, die der Klient Ihnen nennt. Wenn der Klient meint, rationale Gründe vorbringen zu müssen, schafft es Vertrauen, wenn Sie zuhören, doch die genannten Gründe sind oft ungenau. Die Ursache des Problems wird im Verlauf der Ego-State-Therapie aufgedeckt.

2. Stellen Sie dem Klienten die Ego-State-Theorie vor.
Es ist nicht nötig, viel Zeit auf die Vorstellung der Ego-State-Therapie zu verwenden. Wenn der Klient zum ersten Mal von der Ego-State-Therapie hört, ist es hilfreich, ihm die Grundlagen des Ansatzes zu erläutern. Das könnte folgendermaßen aussehen:

> Wir alle haben unterschiedliche Ego-States. Sie sind normal und erleichtern uns das Leben, weil wir auf verschiedene Ego-States mit verschiedenen Stärken zurückgreifen können. Die Ego-State-Therapie ermöglicht einen raschen Therapieverlauf, da der einzelne Ego-State, der am meisten davon profitiert, hervorgeholt und gestärkt wird. Das funktioniert am besten mithilfe von Hypnose, die eine zusätzliche Konzentration ermöglicht.

3. Stellen Sie dem Klienten die Hypnose vor.
Auch dafür müssen Sie nicht viel Zeit verwenden. Wenn der Klient zum ersten Mal eine klinische Hypnose erlebt, empfiehlt es sich, ihm einige Informationen zu geben, um möglichen Befürchtungen und Erwartungen zu begegnen, die die Hypnose stören könnten. Sie könnten dies folgendermaßen formulieren:

> Hypnose ist ein normaler Zustand, den wir alle schon einmal spontan erlebt haben. Oft sind sich Menschen während einer Hypnose aller Dinge bewusst, die gesagt werden. Sie erleben die Hypnose als eine gesteigerte Fähigkeit, sich zu konzentrieren. Es ist nicht wichtig, wie genau Sie das Gefühl erleben. Sie können mit mir sprechen und Ihre Gedanken und Gefühle ausdrücken.

4. Fragen Sie den Klienten, ob er Fragen zur Ego-State-Theorie, zur Ego-State-Therapie und zur Hypnose hat.
Vergewissern Sie sich, dass der Klient keine unbeantworteten Fragen zurückbehält, was Ego-State-Theorie, Ego-State-Therapie und Hypnose angeht. Beantworten Sie alle Fragen ruhig und ausführlich.

5. Verwenden Sie eine hypnotische Induktion.
Verwenden Sie die hypnotische Induktion, die Ihnen am liebsten ist. Vor Beginn der Therapie ist ein tiefer Zustand nicht nötig. Im nächsten Schritt wird die Hypnose vertieft. Durch Hypnose hat der Klient einen leichteren Zugang zu Tiefen-Ego-States. Ohne Hypnose hat er lediglich Zugang zu Oberflächen-Ego-States (siehe Abschnitt 2). Zur Traumaauflösung in der Ego-State-Therapie ist der Zugang zu Tiefen-Ego-States notwendig.

6. Gegen Ende der Induktion lassen Sie den Klienten sich auf die symptomatischen Gefühle der Neurose konzentrieren.
Hier stützen Sie sich zum ersten Mal auf die Informationen, die Sie im 1. Schritt gesammelt haben. Geleiten Sie den Klienten mithilfe der Bilder, die er Ihnen geschildert hat, in die Situation mit den entsprechenden emotionalen und physischen Empfindungen. Verwenden Sie die Worte des Klienten, um die Gefühle des unerwünschten Symptoms hervorzuholen. Das ist der Moment, in dem Sie den Ego-State zum Vorschein bringen, der der Auflösung bedarf.

7. Verstärken Sie die negativen Gefühle, bis ein bedeutsamer Affekt erkennbar ist.
Es ist wichtig, dass der Klient bedeutsame Gefühle zeigt, damit entweder die Affektbrücke oder die somatische Brücke (bei der statt der Emotionen physische Empfindungen eingesetzt werden) wirksam werden können. Wenn der Klient bereits einen bedeutsamen Affekt zeigt, gehen Sie direkt zum nächsten Schritt über. Zeigt er ihn nicht, intensivieren Sie den Affekt.

Die Intensivierung des Affekts lässt sich normalerweise dadurch erreichen, dass Sie den Klienten auf einer Skala von 1 bis 100 angeben lassen, wo er das negative Gefühl ansiedeln würde (beschreiben Sie dem Klienten detailliert das Gefühl, so wie es Ihnen beschrieben wurde). Fragen Sie ihn dann, ob er das Gefühl (benennen Sie es erneut) auf einen höheren Wert bringen kann. Lassen Sie ihn die Intensität des Gefühls so lange steigern, bis er einen erkennbaren Affekt zeigt. Nennen Sie das Gefühl nie „das Gefühl“, sondern beschreiben Sie die Symptome des Gefühls, und achten Sie darauf, dass Ihre Stimme ebenfalls einen Affekt erkennen lässt. Statt „Können Sie das Gefühl intensivieren?“ zu fragen, sagen Sie also: „Ich frage mich, ob Sie das Gefühl, die Kontrolle verloren zu haben, noch verstärken können.“

8. Wiederholen Sie die Schilderung der Gefühle und fragen Sie den Klienten nach dem Alter, das er erlebt.
Formulieren Sie etwa so: „Wenn Sie (nennen Sie die negativen Symptome) so empfinden, wie Sie sie gerade empfinden, wie alt fühlen Sie sich ungefähr, wenn Sie sich so fühlen?“

9. Bitten Sie den Klienten, während er diese Gefühle erlebt, zu dem Alter zurückzukehren, als er diese Gefühle zum ersten Mal erlebt hat.
Sagen Sie etwa: „Gehen Sie zu der Zeit, als Sie (Antwort auf die vorangegangene Frage) alt waren und zum ersten Mal das Gefühl erlebten, dass (benennen Sie das negative Gefühl).“ Das bringt den Klienten zurück zu dem ursprünglichen Trauma, das nie verarbeitet wurde und ungelöste Ge-

fühle enthält, die immer wieder an die Oberfläche kommen und aufgelöst werden wollen. Die folgenden beiden Fragen helfen dem Klienten, noch tiefer in dieses Trauma einzutauchen, so dass es verarbeitet werden kann. Sie sollten sie rasch hintereinander stellen.

10. Fragen Sie den Klienten, ob er in einem Haus oder im Freien ist.
Normalerweise ist sich der Klient bewusst, ob er in einem Haus oder im Freien ist. Die Form der Frage gibt ihm die Möglichkeit, ohne Beeinflussung direkt auf die Störung zu zielen. Gehen Sie dann zur nächsten Frage über.

11. Fragen Sie den Klienten, ob er allein ist oder ob jemand bei ihm ist.
Auch diese Frage hilft dem Klienten, sich auf die ursprüngliche Störung zu konzentrieren. Es kommt oft vor, dass ein Klient sehr emotional auf die Frage reagiert. Es ist unbedingt nötig, dass er in dieser Emotion bleiben kann, damit sie sich auflösen lässt. Die Rolle des Hypnotherapeuten besteht darin, dieser Emotion einen Ausdruck zu ermöglichen, unabhängig vom Affektniveau. Wenn Sie das Gefühl haben, dass Sie einen Klienten nicht durch einen schweren Affekt begleiten können, fangen Sie gar nicht erst mit diesem Fragenkatalog an. Es ist besser, eine erneute Konfrontation mit einem Trauma zu vermeiden, als es nicht zu einem positiven Abschluss zu bringen.

12. Bitten Sie den Klienten, genau zu beschreiben, was passiert.
Nun kann der Klient detailliert beschreiben, welches Ereignis die situative Neurose ausgelöst hat. Er muss unbedingt in dem Ego-State in der Zeit bleiben, in der er traumatisiert wurde. Dieser Moment eignet sich für die Frage an den Ego-State, wie Sie ihn nennen sollen. Sie werden ihn später noch einmal sprechen wollen.

13. Helfen Sie dem Klienten, sich über die Angst zu erheben und dem Widersacher seine wahren Gefühle zu schildern.
Dieser Ego-State hat die Angst seit dem ursprünglichen Ereignis festgehalten. Wenn sich die negative Erfahrung manifestiert, gelangt die Angst zu neuer Geltung. Dadurch, dass der Klient dem Widersacher seine wahren Gefühle schildert, wird die Angst überwunden.

Manchmal ist ein Ego-State zu verängstigt, um mit dem Introjekt zu sprechen. In diesem Fall biete ich an, als Erster mit ihm zu sprechen. Was ich ihm sage, hängt von der Beschreibung der Situation durch den Klienten ab. Bevor ich mich direkt an das Introjekt wende, frage ich den Klienten, ob er damit einverstanden ist: „Möchten Sie, dass ich es ihm zuerst sage?“

Wenn Sie das Introjekt direkt ansprechen, sprechen Sie mit lauter Stimme und mit Affekt. Zeigen Sie dem Klienten, dass Sie keine Angst haben. Schlagen Sie einen strafenden Ton an: „Du hattest kein Recht, das zu tun, was du getan hast.“ Sagen Sie dann zu Ihrem Klienten: „Okay, jetzt können Sie es ihm sagen. Sagen Sie ihm, wie Sie sich fühlen.“

Es ist wichtig, dass der Klient dem Introjekt persönlich sagt, was er fühlt. Das ist ein elementarer Bestandteil der Auflösung der Angst.

14. Fragen Sie den Klienten, was sonst noch nötig ist, damit eine vollständige Auflösung abgeschlossen werden kann.
Fragen wie: „Was brauchst du jetzt?“ oder: „Was würde dir ein besseres Gefühl geben?“ sind hier angebracht. Auf diese Weise können Sie den Ego-State in einem gestärkten und entspannten Zustand zurücklassen, da er keine unglücklichen Gefühle mehr beinhaltet, die dem Klienten in bestimmten Situationen Leid verursachen.

15. Holen Sie für den traumatisierten Ego-State Hilfe von anderen Ego-States, die helfen können.
Wenn ein Ego-State sagt, dass er in den Arm genommen werden will, können Sie nach einem Ego-State fragen, der diesem Ego-State gerne mit einer Umarmung helfen würde. Wenn er sich einsam fühlt, können Sie nach einem Ego-State fragen, der gerne bei dem bedürftigen Ego-State bleiben möchte, damit er sich nicht länger einsam fühlt. Es ist wichtig, Ego-States zu finden, die die Helferrolle wirklich übernehmen wollen, statt sich nur einverstanden zu erklären. Wenn ein Ego-State eine Rolle übernimmt, die er mag, bleibt er auch dabei.

16. Prüfen Sie, ob wirklich alle Bedürfnisse des Ego-States erfüllt worden sind.
Zu diesem Zweck vergewissern Sie sich, dass der Ego-State alles zum Ausdruck gebracht hat, das er sagen will. Achten Sie darauf, dass er keine negativen Gefühle oder unerfüllten Bedürfnisse zurückbehält. Die Auflösung ist für diesen Ego-State beendet, wenn sich der Ego-State wohlfühlt und sich mit seinem Befinden zufrieden zeigt.

17. Bedanken Sie sich namentlich bei allen Ego-States, mit denen Sie gesprochen haben.
Ich sage den Ego-States, mit denen ich gesprochen habe, gerne Danke und zeige ihnen meine Wertschätzung, indem ich mich bei jedem Ego-State für die Aufgaben bedanke, die er erledigt hat oder übernehmen wird. Dadurch wird den Ego-States noch einmal deutlich vermittelt, welche Rolle sie in der Familie der Ego-States künftig spielen.

18. Bitten Sie den Klienten, sich eine Situation vorzustellen, in der er die Neurose normalerweise erlebt hätte.
Verwenden Sie die Beispiele, die der Klient Ihnen beim 1. Schritt genannt hat, wo und wann die unerwünschten Gefühle normalerweise auftreten würden. Suggerieren Sie ihm keine Gefühle, die er möglicherweise hat. Bringen Sie ihn vielmehr verbal in die Situation, die in der Vergangenheit negative Gefühle verursacht hätte.

19. Prüfen Sie den Affekt, um sicherzugehen, dass keine unerwünschten Symptome vorhanden sind.
Wenn Sie die Situation, bei der früher die unerwünschten Gefühle aufgetreten wären, verbal aufgebaut haben, bitten Sie den Klienten, Ihnen seine aktuellen Gefühle zu schildern.

20. Falls die unerwünschten Symptome vorhanden sind, gehen Sie zum 7. Schritt zurück und machen Sie von dort aus weiter.
Bisweilen passiert es, dass der Ego-State, der Auflösung erfahren hat, nicht der Ego-State ist, der bei der Kontrolle in die Exekutive kommt. Wenn das der Fall ist, haben Therapeut und Klient trotzdem gute Arbeit geleistet, es ist aber weiterhin Arbeit nötig. Wenn Sie Zeit haben, können Sie zum 7. Schritt zurückkehren. Wenn die Sitzung fast vorbei ist, müssen Sie sich diese ungelösten Gefühle beim nächsten Mal vornehmen.

21. Vergewissern Sie sich, dass kein Ego-State mit Bedürfnissen zurückbleibt, die nicht bis zur nächsten Sitzung warten können.
Vor dem Ende der Sitzung empfiehlt sich eine Frage wie „Gibt es einen Anteil, der etwas hat, dem wir uns sofort zuwenden sollten?“ Manchmal fühlt sich ein Ego-State nach der Arbeit mit Ego-States so exponiert, dass er sofort behandelt werden muss. Wenn die Bedürfnisse dieses Ego-States nicht zeitnah erfüllt werden, wird sich der Klient bald sehr unglücklich fühlen. Daher sollten Sie prüfen, ob alle Ego-States mit dem Ende der Sitzung einverstanden sind. Erfahrung und Fingerspitzengefühl sagen einem Therapeuten, wann er eine Sitzung beenden sollte, wenn mehrere Ego-States Bedürfnisse anmelden.

22. Wenn die unerwünschten Symptome nicht vorhanden sind, holen Sie den Klienten aus der Hypnose.
Normalerweise wird der Klient nicht von negativen Gefühlen berichten, wenn er erneut in die Situation kommt, in der er früher neurotische Symptome gezeigt hätte. Wenn das der Fall ist, ist dieser Teil der Therapie beendet. Es empfiehlt sich, eine Nachbesprechung mit dem Klienten einzuschie-

ben, wenn die Wirksamkeit der Maßnahme außerhalb der Therapie getestet wurde.

23. Ermutigen Sie den Klienten zu schildern, wie er die Sitzung erlebt hat. Halten Sie eine Nachbesprechung mit den Klienten ab. Fragen Sie sie, was sie von den Sitzungen halten und ob sie Fragen haben. Nehmen Sie sich die Zeit, ihnen die Theorie und ihre Arbeitsweise zu erklären. Klienten wissen es zu schätzen, wenn man sie ausführlich informiert.

24. Beenden Sie die Sitzung.

5.1.2 Sitzung: Interne Kommunikation verbessern

Ein Gefühl der inneren Ruhe und Entspannung ist erst möglich, wenn unter den Ego-States eine gute interne Kommunikation herrscht. Wenn ein Klient Teile seines Selbst ablehnt, sich angesichts wichtiger Entscheidungen gespalten fühlt oder unbeständig funktioniert, liegt meist eine unzureichende interne Kommunikation oder Kooperation vor.

Die Aussage „Ich bin so wütend auf mich" deutet auf einen Ego-State hin, der einen anderen Ego-State nicht mag. „Manchmal will ich mit der Schule weitermachen, und manchmal will ich mit der Schule aufhören" deutet auf eine Spaltung hin: Da sind zwei Ego-States, die keine Übereinstimmung finden können. „Bevor ich in die Prüfung gegangen bin, wusste ich alle Antworten, aber als ich in der Prüfung saß, war alles weg" deutet auf eine unbeständige Funktionsweise hin: Es ist nicht der am besten geeignete Ego-State, der in die Prüfung geht.

Bei diesen Problemen kann die Ego-State-Therapie helfen, indem sie die interne Kommunikation der Ego-States verbessert. Zunächst werden die Schritte aufgelistet, nach denen eine Sitzung zur Verbesserung der internen Kommunikation ablaufen kann. Dann folgen die entsprechenden Erläuterungen.

1. Befragen Sie den Klienten, um zu erfahren, wie genau sich der innere Konflikt äußert.
2. Stellen Sie dem Klienten die Ego-State-Theorie vor.
3. Stellen Sie dem Klienten die Hypnose vor.
4. Fragen Sie den Klienten, ob er Fragen zur Ego-State-Theorie, zur Ego-State-Therapie und zur Hypnose hat.
5. Verwenden Sie eine hypnotische Induktion.

6. Sprechen Sie mit einem der Ego-States, die an dem inneren Konflikt beteiligt sind.
7. Sprechen Sie mit beiden Ego-States, die an dem Konflikt beteiligt sind.
8. Entscheiden Sie, ob Sie andere Ego-States beteiligen sollten, indem Sie die inneren Ressourcen prüfen.
9. Verhandeln Sie mit allen Ego-States, um Änderungen in der Funktion und ihrem Ausmaß sowie ein Tausch von Funktionen zu erleichtern.
10. Vergewissern Sie sich, dass allen Ego-States die neue Ordnung lieber ist als die alte.
11. Bedanken Sie sich namentlich bei allen Ego-States, mit denen Sie gesprochen haben.
12. Holen Sie den Klienten aus der Hypnose.
13. Ermutigen Sie den Klienten zu schildern, wie er die Sitzung erlebt hat.
14. Beenden Sie die Sitzung.

Nachfolgend werden die Schritte zur Verbesserung der internen Kommunikation erläutert.

1. Befragen Sie den Klienten, um zu erfahren, wie genau sich der innere Konflikt äußert.
Finden Sie heraus, was den Klienten zur Therapie führt. Wenn es etwas mit dem inneren Konflikt von Ego-States zu tun hat, bringen Sie in Erfahrung, welche Symptome der Klient genau erlebt. Hören Sie sich beide Seiten des Konflikts an. Dadurch hören Sie zumindest von zwei unterschiedlichen Ego-States. Notieren Sie sich, was genau jeder Ego-State in seiner eigenen Sprache sagt. Auf diese Informationen können Sie während der Hypnose zurückgreifen.

(Die Schritte 2 bis 4 sind mit denen im Abschnitt über Traumata identisch.)

2. Stellen Sie dem Klienten die Ego-State-Theorie vor.
Es ist nicht nötig, viel Zeit auf die Vorstellung der Ego-State-Therapie zu verwenden. Wenn der Klient zum ersten Mal von der Ego-State-Therapie hört, ist es hilfreich, ihm die Grundlagen des Ansatzes zu erläutern. Das könnte folgendermaßen aussehen:

> „Wir alle haben unterschiedliche Ego-States. Sie sind normal und erleichtern uns das Leben, weil wir auf verschiedene Ego-States mit verschiedenen Stärken zurückgreifen können. Die Ego-State-Therapie ermöglicht einen raschen Therapieverlauf, da der einzelne Ego-State, der am meisten davon

profitiert, hervorgeholt und gestärkt wird. Das funktioniert am besten mithilfe von Hypnose, die eine zusätzliche Konzentration ermöglicht."

3. Stellen Sie dem Klienten die Hypnose vor.
Auch dafür müssen Sie nicht viel Zeit verwenden. Wenn der Klient zum ersten Mal eine klinische Hypnose erlebt, empfiehlt es sich, ihm einige Informationen zu vermitteln, um möglichen Befürchtungen und Erwartungen zu begegnen, die die Hypnose stören könnten. Sie könnten die Informationen folgendermaßen formulieren:

> „Hypnose ist ein normaler Zustand, den wir alle schon einmal spontan erlebt haben. Oft sind sich Menschen während einer Hypnose aller Dinge bewusst, die gesagt werden. Sie erleben die Hypnose als eine gesteigerte Fähigkeit, sich zu konzentrieren. Es ist nicht wichtig, wie genau Sie das Gefühl erleben. Sie können mit mir sprechen und Ihre Gedanken und Gefühle ausdrücken."

4. Fragen Sie den Klienten, ob er Fragen zur Ego-State-Theorie, zur Ego-State-Therapie und zur Hypnose hat.
Vergewissern Sie sich, dass der Klient keine unbeantworteten Fragen zurückbehält, was Ego-State-Theorie, Ego-State-Therapie und Hypnose angeht. Beantworten Sie alle Fragen ruhig und ausführlich.

5. Verwenden Sie eine hypnotische Induktion.
Verwenden Sie die hypnotische Induktion, die Ihnen am liebsten ist. Vor Beginn der Therapie ist ein tiefer Zustand nicht nötig. Im nächsten Schritt wird die Hypnose vertieft. Durch Hypnose hat der Klient einen leichteren Zugang zu Tiefen-Ego-States. Ohne Hypnose hat er lediglich Zugang zu Oberflächen-Ego-States (siehe Abschnitt 2). Durch die Arbeit mit Oberflächen-Ego-States lassen sich viele Konfliktbereiche auflösen, doch an vielen Konflikten sind Tiefen-Ego-States beteiligt. Der Einsatz der Hypnose trägt deutlich zur Wirksamkeit und Stärke der Ego-State-Therapie bei.

6. Sprechen Sie mit einem der Ego-States, die an dem inneren Konflikt beteiligt sind.
Hier können Sie einige der Informationen einsetzen, die Sie im 1. Schritt gesammelt haben. Sagen Sie dem hypnotisierten Klienten, dass Sie mit dem Anteil sprechen wollen, der glaubt oder spürt … (setzen Sie den Wortlaut des Ego-State ein, wie er ihn im ersten Schritt gebraucht hat). Sie könnten z. B. sagen: „Ich möchte mit dem Ego-State sprechen, der dafür sorgt, dass Sie der Lernerei in der Schule überdrüssig sind, mit dem Teil, der will, dass Sie wieder Zeit für sich haben."

Wenn der innere Konflikt mit Ego-States zu tun hat, die sich nicht mögen, könnten Sie sagen: „Ich möchte mit dem Ego-State sprechen, der sich wegen des Ego-States schämt, der seinem Ärger manchmal laut Luft macht."

Einen Ego-State auf diese Weise in das Gespräch zu locken (den Ego-State in die Exekutive zu holen), ist für die Auflösung des Konflikts unerlässlich. Denken Sie daran, mit jedem Ego-State respektvoll umzugehen, um eine gute Arbeitsbeziehung mit allen Ego-States aufrechtzuerhalten (siehe Abschnitt 2.2.2). Zeigen Sie Interesse an dem, was die Ego-States zu sagen haben. Wenn sich ein anderer Ego-State mit „aber auf der anderen Seite" bemerkbar macht, weisen Sie ihn höflich darauf hin, dass Sie im Augenblick weiterhin mit einem einzigen Ego-State sprechen wollen und dass Sie später mit ihm reden können.

7. Sprechen Sie mit beiden Ego-States, die an dem Konflikt beteiligt sind.
Fragen Sie dann nach dem anderen Ego-State, von dem Sie Informationen gesammelt haben, z.B. nach einem ärgerlichen Ego-State. Achten Sie darauf, dass Sie den Ego-State, mit dem Sie sprechen wollen, in der Exekutive halten. Wenn das schwierig scheint, weil ein anderer Ego-State dringend reden möchte, hören Sie sich an, was er zu sagen hat. Dann fragen Sie höflich, ob Sie wieder mit dem ärgerlichen Ego-State sprechen können.

Wenn Sie sich angehört haben, was beide Ego-States zu sagen haben, fragen Sie, ob andere Ego-States eine Meinung zu dem Thema haben: „Gibt es einen anderen Anteil, der über ... etwas sagen möchte?" Achten Sie darauf, dass Sie alle interessierten Ego-States anhören, weil diese Anteile eine Vereinbarung sabotieren können, wenn sie ihnen nicht passt.

8. Entscheiden Sie, ob Sie andere Ego-States beteiligen sollten, indem Sie die inneren Ressourcen prüfen.
Manchmal brauchen Sie die Unterstützung von Ego-States, die kein Interesse an dem Ergebnis zeigen. Wenn Sie z.B. zwischen zwei Ego-States verhandeln, von denen einer das unverhohlen Laute und Wütende des anderen peinlich und verstörend findet, kann es hilfreich sein, einen durchsetzungsfähigen Ego-State einzubeziehen. Er kann aufgestaute Angst auflösen, sodass der laute, wütende Ego-State es nicht tun muss. Verhandlungen mit diesen drei Beteiligten können das Problem zur Zufriedenheit aller lösen.

9. Verhandeln Sie mit allen Ego-States, um Änderungen in der Funktion und ihrem Ausmaß sowie ein Tausch von Funktionen zu erleichtern.
Sie könnten den durchsetzungsstarken Ego-State fragen, ob er eine größere Rolle übernehmen und auch in Zukunft Angst selbstbewusst auflösen möchte. Den lauten und wütenden Ego-State könnten Sie fragen, ob er es

zulassen will, dass der durchsetzungsstarke Ego-State diese größere Rolle einnimmt, sodass er sich darauf beschränken kann, nur dann echten Ärger zu zeigen, wenn es wirklich angemessen ist. Der Ego-State, der den lauten und wütenden Ego-State peinlich und verstörend findet, könnte gefragt werden, ob er bereit ist, den Ego-State, der Ärger ausdrücken kann, künftig zu respektieren und wertzuschätzen, wenn er eine moderatere Rolle spielt. Ein weiser Ego-State wäre gut geeignet zu entscheiden, wann Angst am besten durch den durchsetzungsstarken Ego-State herausgelassen wird und wann der Ego-State, der Ärger ausdrücken kann, diese Aufgabe übernehmen sollte.

Alle Ego-States sollten diese Vereinbarung intern gutheißen. Der Vorgang ist erst beendet, wenn alle Ego-States mit dem Ergebnis zufrieden sind. Bei Verhandlungen über interne Konflikte ist oft Kreativität gefragt.

10. Vergewissern Sie sich, dass allen Ego-States die neue Ordnung lieber ist als die alte.
Wenn einer der Ego-States nicht mit der Vereinbarung zufrieden ist, werden die Veränderungen nicht von langer Dauer sein. Wenn jedoch alle damit zufrieden sind, passiert es selten, dass die Veränderungen nicht anhalten. Das Aushandeln von internen Vereinbarungen wird dadurch leichter, dass Ego-States gerne das Gefühl haben, von anderen Ego-States gemocht zu werden. Im frühen Stadium der Verhandlungen passiert es oft, dass ein Ego-State, der von der Abneigung anderer Ego-States erfährt, behauptet: „Mir ist es egal, was die anderen über mich denken". Wenn Vereinbarungen ausgehandelt sind und Ego-States feststellen, dass andere Ego-States sie akzeptieren und schätzen, werden sie weicher und geben oft zu verstehen, dass es ihnen gefällt, akzeptiert zu werden. Eine gute Verhandlungsmethode ist daher, einem allgemein unbeliebten Ego-State zu sagen: „Wäre es nicht schön, wenn die anderen Ego-States anerkennen würden, wie wichtig du bist und wie sehr das gebraucht wird, was du kannst?"

Die Verhandlungen sind vorüber, wenn alle Ego-States mit dem Ergebnis zufrieden sind. Während der Verhandlungen sollte der Therapeut allen Ego-States mit Respekt begegnen und sie ermuntern, die Funktionen der anderen wertzuschätzen. Eine wichtige Frage vor dem Ende der Sitzung lautet: „Gibt es Ego-States, die noch etwas sagen müssen?" Diese Frage erlaubt es einem Ego-State mit unerfüllten Bedürfnissen, diese Bedürfnisse zu formulieren.

11. Bedanken Sie sich namentlich bei allen Ego-States, mit denen Sie gesprochen haben.
Ich sage den Ego-States, mit denen ich gesprochen habe, gerne Danke und

zeige ihnen meine Wertschätzung, indem ich mich bei jedem Ego-State für die Aufgaben bedanke, die er erledigt hat oder übernehmen wird. Dadurch wird den Ego-States noch einmal deutlich vermittelt, welche Rolle sie in der Familie der Ego-States künftig spielen.

12. Holen Sie den Klienten aus der Hypnose.
Bevor ich die Hypnosesitzung beende, frage ich gerne ein letztes Mal, ob ein Ego-State noch etwas sagen muss. Manchmal ist diese Frage nicht möglich, weil ein weiterer Klient wartet und die Frage die Sitzung verlängern könnte. Wenn jedoch die Zeit nicht drängt, ist die eine weitere Möglichkeit zu prüfen, dass der Prozess abgeschlossen ist und das positive Ergebnis von Dauer sein wird.

13. Ermutigen Sie den Klienten zu schildern, wie er die Sitzung erlebt hat.
Halten Sie eine Nachbesprechung mit den Klienten ab. Fragen Sie sie, was sie von den Sitzungen halten und ob sie Fragen haben. Nehmen Sie sich die Zeit, ihnen die Theorie und ihre Arbeitsweise zu erklären. Klienten wissen es zu schätzen, wenn man sie ausführlich informiert.

14. Beenden Sie die Sitzung.

5.1.3 Sitzung: Ich-Bewusstsein und Wissen um die eigenen Stärken fördern

Ego-State-Landkarten helfen uns zu verstehen, wer wir sind und warum wir so sind, wie wir sind. Klienten können mit ihrer Hilfe ihre Ego-States entdecken und lernen, spontan Ego-States in die Exekutive zu holen, deren besondere Stärke den Erfordernissen des Augenblicks entspricht. Ego-State-Landkarten sind ein wichtiger Bestandteil der Paarberatung (siehe Abschnitt 4.1). Bei der Sitzung, die im Folgenden dargestellt wird, geht es darum, dieses Ich-Bewusstsein und das Wissen um die eigenen Stärken zu fördern.

1. Befragen Sie den Klienten, um zu erfahren, wie genau die Ego-State-Landkarte sein soll.
2. Fragen Sie den Klienten, in welchen Bereichen er sich eine verbesserte Funktion wünscht.
3. Stellen Sie dem Klienten die Ego-State-Theorie vor.
4. Stellen Sie dem Klienten die Hypnose vor.

5. Fragen Sie den Klienten, ob er Fragen zur Ego-State-Theorie, zur Ego-State-Therapie und zur Hypnose hat.
6. Sammeln Sie Informationen zu zwei Gefühlszuständen des Klienten.
7. Verwenden Sie eine hypnotische Induktion.
8. Verwenden Sie Informationen zu den Gemütszuständen, um einen Ego-State in die Exekutive zu bringen.
9. Sprechen Sie mit dem ersten Ego-State, bringen Sie dann mithilfe der Informationen, die Sie vor der Hypnose gesammelt haben, den anderen Ego-State in die Exekutive.
10. Wechseln Sie zwischen den beiden Ego-States hin und her.
11. Sprechen Sie mit anderen Ego-States und sammeln Sie Informationen über sie.
12. Fragen Sie nach anderen Ego-States, die der Klient eigenen Angaben zufolge gerne einsetzen würde.
13. Machen Sie sich genaue Notizen.
14. Bedanken Sie sich namentlich bei allen Ego-States, mit denen Sie gesprochen haben.
15. Holen Sie den Klienten aus der Hypnose.
16. Sprechen Sie mit dem Klienten über die Ego-States und überlegen Sie mit ihm gemeinsam, wie er sie am nutzbringendsten einsetzen kann.
17. Ermutigen Sie den Klienten zu schildern, wie er die Sitzung erlebt hat.
18. Beenden Sie die Sitzung.
19. Erstellen Sie eine deutliche Ego-State-Landkarte für den Klienten und für Ihre Unterlagen.

Nachfolgend werden die Schritte zur Förderung des Ich-Bewusstseins und des Wissens um die eigenen Stärken erläutert.

1. Befragen Sie den Klienten, um zu erfahren, wie genau die Ego-State-Landkarte sein soll.
Ein Teil dieser Sitzung beinhaltet die Information an den Klienten, welche Optionen im Zusammenhang mit Ego-State-Landkarten zur Verfügung stehen (siehe Abschnitt 3.3.4). Je nachdem, wie detailliert die Ego-State-Landkarte sein soll, können mehrere Sitzungen nötig sein.

2. Fragen Sie den Klienten, in welchen Bereichen er sich eine verbesserte Funktion wünscht.
Es ist die Aufgabe des Therapeuten, die Bedürfnisse und die passenden Ressourcen zusammenzubringen. Daher ist es wichtig zu wissen, auf welche Bereiche der Klient besonderen Wert legt. Wenn der Klient sein Au-

genmerk vor allem auf Ego-States hat, die mit seiner Leistungsfähigkeit im Beruf zu tun haben, gehören Ego-States auf die Landkarte, die sich auf diese Leistungsfähigkeit auswirken. Wenn sich der Klient auf persönliche Beziehungen konzentrieren möchte, sollten die Ego-States im Mittelpunkt stehen, die Auswirkungen auf diesen Bereich haben.

(Die Schritte 3, 4, 5 und 7 sind mit den Schritten 2 bis 5 im Abschnitt über Traumata identisch.)

3. Stellen Sie dem Klienten die Ego-State-Theorie vor.
Es ist nicht nötig, viel Zeit auf die Vorstellung der Ego-State-Therapie zu verwenden. Wenn der Klient zum ersten Mal von der Ego-State-Therapie hört, ist es hilfreich, ihm die Grundlagen des Ansatzes zu erläutern. Das könnte folgendermaßen aussehen:

> Wir alle haben unterschiedliche Ego-States. Sie sind normal und erleichtern uns das Leben, weil wir auf verschiedene Ego-States mit verschiedenen Stärken zurückgreifen können. Die Ego-State-Therapie ermöglicht einen raschen Therapieverlauf, da der einzelne Ego-State, der am meisten davon profitiert, hervorgeholt und gestärkt wird. Das funktioniert am besten mithilfe von Hypnose, die eine zusätzliche Konzentration ermöglicht.

4. Stellen Sie dem Klienten die Hypnose vor.
Auch dafür müssen Sie nicht viel Zeit verwenden. Wenn der Klient zum ersten Mal eine klinische Hypnose erlebt, empfiehlt es sich, ihm einige Informationen zu vermitteln, um möglichen Befürchtungen und Erwartungen zu begegnen, die die Hypnose stören könnten. Sie könnten die Informationen folgendermaßen formulieren:

> Hypnose ist ein normaler Zustand, den wir alle schon einmal spontan erlebt haben. Oft sind sich Menschen während einer Hypnose aller Dinge bewusst, die gesagt werden. Sie erleben die Hypnose als eine gesteigerte Fähigkeit, sich zu konzentrieren. Es ist nicht wichtig, wie genau Sie das Gefühl erleben. Sie können mit mir sprechen und Ihre Gedanken und Gefühle ausdrücken.

5. Fragen Sie den Klienten, ob er Fragen zur Ego-State-Theorie, zur Ego-State-Therapie und zur Hypnose hat.
Vergewissern Sie sich, dass der Klient keine unbeantworteten Fragen zurückbehält, was Ego-State-Theorie, Ego-State-Therapie und Hypnose angeht. Beantworten Sie alle Fragen ruhig und ausführlich.

6. Sammeln Sie Informationen zu zwei Gefühlszuständen des Klienten.
Sprechen Sie mit dem Klienten über mindestens zwei verschiedene Ego-States. Sammeln Sie z. B. Informationen über einen Ego-State, der das Gefühl hat, sich im Umgang mit Kindern nicht durchsetzen zu können, und einen Ego-State, der das Gefühl hat, alles im Griff zu haben, wenn er mit einer engen Freundin zusammen ist. Dabei sollte es sich um ureigenste Ego-States des Klienten handeln. Sammeln Sie Informationen über diese Anteile und versuchen Sie herauszufinden, wann und mit wem er sie erlebt, was er fühlt und welche sensorischen Wahrnehmungen mit diesen Ego-States einhergehen. Diese Informationen machen es Ihnen möglich, „dem Klienten unter Hypnose zu helfen, in das Erleben des Ego-State hineinzugehen."

7. Verwenden Sie eine hypnotische Induktion.
Verwenden Sie die hypnotische Induktion, die Ihnen am liebsten ist. Vor Beginn der Therapie ist ein tiefer Zustand nicht nötig. Im nächsten Schritt wird die Hypnose vertieft. Durch Hypnose hat der Klient einen leichteren Zugang zu Tiefen-Ego-States. Ohne Hypnose hat er lediglich Zugang zu Oberflächen-Ego-States (siehe Abschnitt 2). Durch die Arbeit mit Oberflächen-Ego-States lassen sich viele Konfliktbereiche auflösen, doch an vielen Konflikten sind Tiefen-Ego-States beteiligt. Der Einsatz der Hypnose trägt deutlich zur Wirksamkeit und Stärke der Ego-State-Therapie bei.

8. Verwenden Sie Informationen zu den Gemütszuständen, um einen Ego-State in die Exekutive zu bringen.
Hier holen Sie einen der Ego-States in die Exekutive, die der Klient vor der Hypnose beschrieben hat. Schildern Sie dabei Szenen, über die er berichtet hat, und verwenden Sie dabei Bilder und Worte des Klienten. Sagen Sie z. B.: „Sie haben es sich auf dem braunen Sofa gemütlich gemacht, das Licht ist gedämpft, eine rote Kerze steht auf dem Tisch, von links schimmert Kerzenlicht. Ihre Freundin Joan lächelt. Sie sitzt Ihnen gegenüber auf dem beigefarbenen Sessel. Sie fühlen sich ganz entspannt und können ohne Probleme sprechen."

9. Sprechen Sie mit dem ersten Ego-State, bringen Sie dann mithilfe der Informationen, die Sie vor der Hypnose gesammelt haben, den anderen Ego-State in die Exekutive.
Wenn Sie den Klienten in die Szene geleitet haben, in der der Ego-State, mit dem Sie sprechen wollen, normalerweise exekutiv ist, sprechen Sie diesen Ego-State direkt an: „Ihre Freundin sitzt Ihnen gegenüber, das Licht der roten Kerze auf dem Sofatisch schimmert – wie fühlst du dich?" Fragen Sie

den Ego-State, wie Sie ihn nennen sollen: „So entspannt, wie du dich fühlst und mit deiner Freundin redest, wie kann ich dich nennen?“ Bedanken Sie sich bei dem ersten Ego-State (er hat sich den Namen „Entspannt“ gegeben, siehe Abschnitt 2.2.2) dafür, dass er mit Ihnen gesprochen hat, und sagen Sie ihm, dass Sie später noch einmal mit ihm reden wollen: „Danke, Entspannt, ich werde später noch einmal mit dir reden wollen, aber jetzt möchte ich mit dem Teil von Ihnen sprechen, der mit Ihren Kindern spricht und dem sie nicht zuhören.“ Bringen Sie den zweiten Ego-State so in die Exekutive, wie es oben beschrieben ist. Sprechen Sie mit dem zweiten Ego-State und fragen Sie auch ihn nach seinem Namen.

10. Wechseln Sie zwischen den beiden Ego-States hin und her.
Setzen Sie das Gespräch mit diesen beiden Ego-States fort, nennen Sie sie beim Namen und wechseln Sie zwischen beiden hin und her. Wenn Sie einen Ego-State ansprechen wollen, mit dem Sie schon geredet haben, nennen Sie seinen Namen: „Entspannt, ich möchte jetzt mit dir sprechen. Wenn du bereit bist zu sprechen, sag einfach: ‚Ich bin da‘.“ Im Laufe der Unterhaltung werden Sie die Ego-States leicht in die Exekutive holen können: „Entspannt, hast du das gehört?“ oder „Entspannt, was hältst du davon?“

11. Sprechen Sie mit anderen Ego-States und sammeln Sie Informationen über sie.
Wenn der Klient ohne Probleme zwischen den ersten beiden Ego-States wechselt, ist es normalerweise einfach, Zugang zu anderen Ego-States zu erhalten. Dazu gibt es mehrere Möglichkeiten. Sie können einen Ego-State, mit dem Sie gerade sprechen, fragen: „Welche anderen Ego-States kennst du?“ (siehe Abschnitt 2.2.2). Dann rufen Sie diese Ego-States an die Oberfläche. Sie können darum bitten, mit einem Ego-State sprechen zu dürfen, der eine bestimmte Funktion hat: „Ich würde gerne mit einem Teil von Ihnen sprechen, der bemuttert und nährt, ein Ego-State, der gerne anderen hilft, egal, ob es Kinder oder Erwachsene sind.“ Dabei werden Sie vielleicht feststellen, dass der Klient automatisch wechselt. Wenn das geschieht, zeigen Sie, dass Sie den Wechsel wahrgenommen haben: „Das ist jetzt nicht mehr Entspannt, mit dem ich rede, oder? Mit welchem Anteil spreche ich jetzt?“ Sie können nach einem Ego-State fragen, der über ein bestimmtes Thema Bescheid weiß: „Ich würde mich gerne mit dem Ego-State unterhalten, der gut stillsitzen und schreiben kann.“

12. Fragen Sie nach anderen Ego-States, die der Klient eigenen Angaben zufolge gerne einsetzen würde.
Wenn der Klient den Wunsch geäußert hat, selbstbewusster zu sein, ist es wichtig, mit einem Ego-State zu sprechen, der selbstbewusst sein kann. Manchmal passiert es, dass sich zunächst kein Ego-State meldet. Dann müssen Sie dem gewünschten Ego-State weiterhin Mut machen, in die Exekutive zu kommen: „Sie haben wahrscheinlich einen Teil, der früher selbstbewusst war, vielleicht einem Kind oder einem wirklich aufdringlichen Menschen gegenüber. Ich würde gerne mit diesem Ego-State sprechen, der sich schon mal zeigen konnte. Wenn du bereit bist zu sprechen, sag einfach: ‚Ich bin da'."

Wenn ein Ego-State in die Exekutive gerufen wurde und in der Exekutive gesprochen hat, macht sich der Klient mit ihm vertraut und kann ihn bei Bedarf wieder hervorholen.

13. Machen Sie sich genaue Notizen.
Stellen Sie sicher, dass Sie für jeden Ego-State einen Namen haben. Ich finde es hilfreich, die Namen von Ego-States zu umkringeln, damit ich sie in meinen Notizen leichter wiederfinde. Schreiben Sie sich Funktionen und Eigenarten auf und halten Sie fest, wie die Ego-States zusammenarbeiten. So könnte bei einem Klienten ein Angst-Ego-State mit einem Ärger-Ego-State zusammenarbeiten und ihn in die Exekutive holen, wenn es nötig ist. Anhand dieser Notizen erstellen Sie später die Ego-State-Landkarte für den Klienten.

14. Bedanken Sie sich namentlich bei allen Ego-States, mit denen Sie gesprochen haben.
Wenn Sie mit mehreren Ego-States gesprochen haben, auch mit den Ego-States, die besonders mit den vom Klienten geäußerten Bedürfnissen zu tun haben, ziehen Sie Ihre Notizen zu Rate und bedanken Sie sich namentlich bei allen Ego-States, mit denen Sie gesprochen haben: „Ich möchte Entspannt und Verstört und … danken. Alle Ego-States können jetzt dort hingehen, wo sie hingehen müssen." Wenn Sie den Ego-States gegenüber Respekt zeigen, werden sie bei Bedarf wieder mit Ihnen sprechen wollen und werden sich auch kooperativer zeigen, wenn der Klient sich an sie wendet. Die Ego-State-Therapie sollte eine positive Erfahrung für den Klienten, für den Therapeuten und für jeden der Ego-States des Klienten darstellen. Einige Techniken der Ego-State-Therapie befassen sich zwar mit schmerzlichen Traumata, doch wenn sie mit Geschick und Feinfühligkeit eingesetzt werden, sollte jeder Ego-State das Ergebnis als etwas Erfreuliches erleben.

15. Holen Sie den Klienten aus der Hypnose.
Bevor ich die Hypnosesitzung beende, frage ich gerne ein letztes Mal, ob ein Ego-State noch etwas sagen muss. Manchmal ist diese Frage nicht möglich, weil ein weiterer Klient wartet und die Frage die Sitzung verlängern könnte. Wenn jedoch die Zeit nicht drängt, ist die eine weitere Möglichkeit zu prüfen, dass der Prozess abgeschlossen ist und ein positives Ergebnis gebracht hat.

16. Sprechen Sie mit dem Klienten über die Ego-States und überlegen Sie mit ihm gemeinsam, wie er sie am nutzbringendsten einsetzen kann.
Sprechen Sie mit dem Klienten über seine Ego-States und über Möglichkeiten, sie in Zukunft in die Exekutive zu holen und einzusetzen. Stützen Sie sich dabei auf Ihre Notizen. Sprechen Sie positiv über jeden einzelnen Ego-State. Erinnern Sie den Klienten daran, wie die Ego-States zusammenarbeiten und zeigen Sie auf, wie die Zusammenarbeit seiner Ego-States funktioniert.

17. Ermutigen Sie den Klienten zu schildern, wie er die Sitzung erlebt hat.
Halten Sie eine Nachbesprechung mit den Klienten ab. Fragen Sie sie, was sie von den Sitzungen halten und ob sie Fragen haben. Nehmen Sie sich die Zeit, ihnen die Theorie und ihre Arbeitsweise zu erklären. Klienten wissen es zu schätzen, wenn man sie ausführlich informiert.

18. Beenden Sie die Sitzung.

19. Erstellen Sie eine deutliche Ego-State-Landkarte für den Klienten und für Ihre Unterlagen.
Wenn die Ego-State-Therapie mit der Absicht durchgeführt wurde, eine Ego-State-Landkarte zu erstellen und dadurch Wachstum zu fördern, ist es hilfreich, dem Klienten eine gut lesbare Ego-State-Landkarte an die Hand zu geben. Markieren Sie die Namen der Ego-States mit Kringeln. Am besten zeichnen Sie die Ego-State-Landkarte auf ein einziges Blatt Papier. Ego-States, die zusammenarbeiten, können dicht nebeneinander stehen. Ego-States, die gut miteinander kommunizieren, können Sie mit einem Strich miteinander verbinden. Einzelheiten zu den Ego-States notieren Sie unter dem jeweiligen Namen. Je nachdem, welche Bedürfnisse der Klient geäußert hat, kann es hilfreich sein, ihm die Ego-State-Landkarte in einer Sitzung zu geben, sie mit ihm durchzusprechen und mit ihm zu überlegen, wie sie zum Wohl des Klienten eingesetzt werden kann.

Im Laufe einer Sitzung zum Erstellen einer Ego-State-Landkarte können sich Traumata zeigen oder Ego-States auftauchen, die Schwierigkeiten mit der internen Kommunikation haben. In einem solchen Fall vergewissere ich mich, dass der Klient daran interessiert ist, sich mit diesen Problemen im Rahmen einer Therapie auseinanderzusetzen. Erst dann arbeite ich an einer Auflösung. Wenn der Klient ausschließlich an einer Ego-State-Landkarte interessiert ist, sollten tiefergehende Interventionen nur in Absprache mit ihm stattfinden.

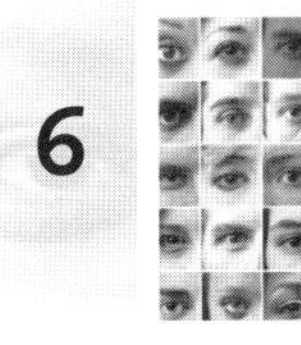

6 Abschließende Gedanken

Die Kognitive Verhaltenstherapie ist die am weitesten verbreitete Therapieform. In diesem Kapitel geht es um die Frage, warum man der Ego-State-Therapie den Vorzug vor der Kognitiven Verhaltenstherapie geben sollte. Außerdem werden in diesem abschließenden Kapitel einige theoretische Implikationen der Ego-State-Theorie angesprochen. Dabei werden die Debatte um Anlage und Umwelt und die Vorstellung aufgegriffen, dass Menschen falsche oder blockierte Erinnerungen haben können. Das Kapitel und das Buch schließen mit einigen Bemerkungen zu Wesen und Wert der Ego-State-Therapie.

6.1 Warum Ego-State-Therapie?

Warum brauchen wir die Ego-State-Therapie? Sie ist schnell und wirksam und bietet kausale Lösungen, keine Bewältigungsstrategien. Sie bietet sowohl einen direkten Zugang zum Problem als auch zu Methoden, den Ego-State, der ein schädliches Trauma, Schmerz, Frustration, Missverständnisse oder Wut beinhaltet, so zu verändern, dass er sich erleichtert, selbstkompetent und wertgeschätzt fühlt.

Es sind unsere Gefühle, die uns als Menschen definieren. Gefühle berühren unsere Seele und bereichern unser Leben. Wenn ein Teil unserer Psyche verletzt, traumatisiert und schwach ist, gehen wir ihm aus dem Weg und verstecken uns davor. Wir lernen, ein aufgabenorientiertes, losgelöstes Leben zu führen. Eine Bewältigungsstrategie auf die Oberfläche einer verletzten Persönlichkeit zu kleistern bedeutet, diesen Menschen emotional noch weiter von seinem Selbst zu entfernen. Je weiter wir von unseren wunderschönen Kind-Ego-States entfernen, die intensiv empfinden, lieben und staunen können, desto mehr ähneln wir Robotern oder Computern. Wir lernen zu funktionieren und weiterzumachen, aber lernen wir auch, erfüllter zu leben? Die psychische Gesundheit zu verbessern bedeutet, diese fragile Mitte wieder betreten und tief empfinden zu können.

Wenn das ursprüngliche Trauma lokalisiert und aufgelöst wird, verschwindet das Symptom. Das Symptom verschwindet gemeinsam mit dem Trauma. Das Trauma ist nicht mehr da und kann keine Probleme mehr erzeugen oder als eine interne beunruhigende Störung wahrgenommen werden. Ego-States werden von Angst befreit, und das macht es ihnen möglich, positive Emotionen zu erleben. Der Klient kann sich vollständiger, lebendiger und lebensfroher fühlen. Ein Beispiel:

Eine sechsundzwanzigjährige Klientin stellte sich mit dem Problem vor, nichts genießen zu können, was mit sexuell-amourösem Verhalten zu tun hatte. Sie gab an, Geschlechtsverkehr schon immer gehasst zu haben, und selbst wenn ihr Partner sexuell positive und einfühlsame Dinge zu ihr sagte, reagierte sie äußerst verstört. Sie hatte Freundinnen, die sich positiv über ihre sexuellen Erfahrungen äußerten, und sie hatte das Gefühl, dass sie etwas verpasste, was einen sehr erfreulichen Aspekt im Leben mit ihrem Partner darstellen könnte.

Mithilfe der Affektbrücke entdeckten wir den Ursprung ihres Problems. Einige der Formulierungen, mit denen sie über ihre Gefühle beim Vorspiel sprach, lauteten: „Ich hasse es einfach. Ich habe das Gefühl, dass mich etwas herunterdrückt, ich will einfach nur weg. Ich weiß nicht, ob ich wütend bin, aber ich mag es einfach nicht.“ Die Emotionen wurden intensiviert, und über die Affektbrücke gelangte sie in die Zeit, als sie zehn Jahre alt war. Zwei ältere Cousins vergewaltigten sie. (Diese Erinnerung war ihr durchaus präsent, sie hatte sie nur nicht mit ihrem Problem in Verbindung gebracht.) Sie schrie laut auf, und während sie sich in diesem verletzten Ego-State befand, bat ich sie, ihren Cousins das zu sagen, was sie ihnen sagen wollte. Sie war zum ersten Mal in der Lage, sich den Tätern gegenüber zu äußern. Der Zehnjährige-Ego-State konnte sie anschreien und Gefühle loslassen, die sie sechzehn Jahre lang mit sich herumgetragen hatte. Durch die Ego-State-Arbeit fühlte sich der Zehnjährige-Ego-State unterstützt und verstanden. Er gelangte zur Auflösung, das Gefühl der Angst verschwand, das entstanden war, weil das Erlebnis nicht abgeschlossen war.

Nach der Hypnose setzte ich zusätzlich zur Ego-State-Arbeit eine verhaltensorientierte Technik ein. Ich bat sie, mit ihrem Partner zu vereinbaren, dass sie bei sexuellen Aktivitäten die Initiative übernehmen würde, und zwar so lange, wie sie dies für sich angebracht fand. Sie bestimmte das Tempo und die Reichweite sexueller Aktivitäten. Außerdem sollte sie sich vorstellen, sie sei ein Teenager, der zum ersten Mal Sex erlebt. Ihr Partner stimmte diesem Vorschlag gerne zu.

Vier Wochen später berichtete sie, dass sie ihre gemeinsamen sexuellen Aktivitäten sehr genoss. Sie sagte, es sei fantastisch. Sie konnte nicht glauben, was sie so lange verpasst hatte. Sie war erstaunt, dass die Vergewaltigung, die sie innerlich abgehakt hatte, so lange und so tiefgreifende Auswirkungen auf ihr Leben haben konnte. Der ungelöste verletzte Anteil war in der Vergangenheit immer wieder aufgetaucht, wenn etwas ihn an das ursprüngliche Ereignis erinnerte. Dann kehrte er mit seinen Gefühlen und Erlebnissen zurück.

Das Hauptaugenmerk der Behandlung lag auf der Ursache, der Vergewaltigung. Wir wussten, dass die Vergewaltigung die Ursache war, nicht, weil die Klientin selbst diese Idee aufbrachte, sondern weil die Affektbrücke uns dorthin führte. Als der Zehnjährige-Ego-State die Auflösung erhielt, die er brauchte, konnte die Erwachsene sich ohne seine Einmischung auf eine sexuelle Beziehung einlassen.

Die Ego-State-Therapie konzentriert sich auf die Ursache, und durch die Auflösung der Ursache verschwinden die Symptome. Es ist eine kurze Therapie mit dauerhafter Wirkung.

6.2 Theoretische Implikationen der Ego-State-Theorie

Die Ego-State-Theorie ist mehr als nur der theoretische Unterbau einer Therapieform. Sie ist gleichzeitig die Theorie der Persönlichkeit. Die Annahme, dass die Persönlichkeit aus Gruppierungen einzelner Ego-States besteht, von denen jeder eine eigene Identität, Erinnerung und Eigenarten hat, definiert die Struktur der Persönlichkeit. Ego-States entstehen nach Bedarf und sind unterschiedlich aktiv oder zugänglich. Ungelöste Traumata erzeugen eine Spannung, die eine normale Funktionsweise immer wieder unterbricht. Interne Kommunikationsprobleme der Ego-States stören die Fähigkeit eines Menschen, sich zu entspannen und sich im Einklang mit sich selbst zu fühlen.

Die Ego-State-Theorie der Persönlichkeit berührt unser Grundverständnis des menschlichen Verstandes. Die folgenden Abschnitte befassen sich mit den Implikationen der Ego-State-Theorie auf unser Verständnis falscher Erinnerungen und der Debatte um Anlage und Umwelt.

6.2.1 Blockierte und falsche Erinnerungen

In der Fachliteratur herrscht seit einiger Zeit eine Debatte um die Erinnerung an frühe Traumata, Erinnerungen, die beim Klienten nach eigenen Angaben erst im Erwachsenenalter aufgetreten sind. Im Mittelpunkt der Debatte steht die Richtigkeit dieser spät einsetzenden Erinnerungen. Manche Autoren glauben, dass man sich sein Leben lang an ein traumatisches Erlebnis erinnert und dass die spät einsetzende Erinnerung an ein traumatisches Erlebnis wahrscheinlich eine falsche Erinnerung ist. Andere Autoren sind der Ansicht, dass sich fast alle spät einsetzenden Erinnerungen auf tatsächliche Erlebnisse beziehen. Sie gehen davon aus, dass diese Erinnerungen zuvor blockiert waren.

Hypnotherapie kann, wenn sie mit ungewollter Suggestion einhergeht, zur Entstehung falscher Erinnerungen beitragen. Daher ist es schwer zu argumentieren, dass falsche Erinnerungen nicht existieren. Selbst ohne Hypnose sind verworrene Erinnerungen an einzelne Aspekte unserer Vergangenheit eher die Regel als die Ausnahme. Es scheint, als hätten mittels Hypnose wiedererlangte Erinnerungen (ohne ungewollte Suggestion) dieselbe Gültigkeit wie normale Erinnerungen, also weitgehend genau, aber mit Fehlern behaftet.

Wir können uns ebenso sicher sein, dass spät einsetzende Erinnerungen präzise sein können, auch wenn falsche Erinnerungen eine Eigenart unseres Erinnerungsvermögens sind. Echte Erinnerungen können blockiert sein oder zumindest vorübergehend vergessen werden. Hypnose kann einem Klienten oft helfen, sich an Ereignisse zu erinnern, die tatsächlich passiert sind und die sich mitunter verifizieren lassen. Ein Mensch, der an Dissoziativer Identitätsstörung (Multiple Persönlichkeit) leidet, erinnert sich möglicherweise nicht an das, was er vor fünf Minuten getan hat, als er in einer Alter-Persönlichkeit war. Das ist ein Beispiel dafür, dass ein Ego-State keine Erinnerung an eine frühere Begebenheit hat, was die Argumentation stützt, dass spät einsetzende Erinnerungen zuverlässig sind.

Es kann eine sehr schwierige Situationen entstehen, wenn ein Klient eine spät einsetzende Erinnerung an einen Missbrauch in der Kindheit hat und der Missbraucher vehement abstreitet, Missbraucher zu sein. Das Problem besteht darin, dass man möglicherweise nicht herausfinden kann, ob es sich bei der Erinnerung um eine blockierte Erinnerung handelt oder um eine falsche Erinnerung, die durch Suggestion, Lebensumstände oder Erwartungen entsteht. Ist der Beschuldigte des Missbrauchs schuldig? Oder ist er ein liebevoller Vater, der zu Unrecht beschuldigt wird? Das ist eine schwierige Frage und lässt sich vielleicht nie mit letzter Sicherheit beantworten. Es gibt keine Möglichkeiten, eine falsche Erinnerung von einer blockierten zu unterscheiden. Die Hypnose kann keinen Unterschied feststellen, und die Ego-State-Therapie kann es auch nicht.

Die Ego-State-Theorie verhilft uns zu einem besseren Verständnis der Möglichkeit, ob spät einsetzende Erinnerungen echt oder falsch sind. Jeder Mensch ist in einem gewissen Maße dissoziiert. Dabei reicht die Bandbreite der Dissoziationsgrade von extrem niedrig bis zu extrem hoch. Diejenigen, die sich am oberen Ende der Skala bewegen, leiden an Dissoziativer Identitätsstörung. Ein Vorläufer dieser Störung scheint der schwere chronische Missbrauch in der Kindheit zu sein. In solchen Fällen lernt ein Kind mit der Zeit unbewusst, einen Wechsel der Ego-States vorzunehmen und den Missbrauch zu vergessen. Dabei handelt es sich um eine Bewältigungsstrategie. Dieser Abbruch der Kommunikation zwischen Ego-States führt dazu, dass der Mensch eine fast vollständige Amnesie erleidet, die sogar Oberflächen-Ego-States betreffen kann. Wenn man einen Multiplen fragt: „Sind Sie in der Kindheit missbraucht worden?“, bekommt man oft ein aufrichtig gemeintes „Nein“ zur Antwort. Der Ego-State, der die Frage beantwortet, weiß womöglich nichts von einem Missbrauch, weil der Ego-State, der ihn erlitten hat, keine Kommunikation mit dem antwortenden Ego-State hat. Wenn der Therapeut direkt mit der Alter-Persönlichkeit spricht, die den Missbrauch erlebt hat, kommen anschauliche und schreckliche Details ans Tageslicht. Je dissoziierter ein Mensch ist, desto wahrscheinlicher ist es, dass er keine Erinnerung an einschneidende Ereignisse in seinem Leben hat.

Der Durchschnittsmensch rangiert ungefähr in der Mitte der Skala der Dissoziationsgrade. Seine Wahrnehmung von Stimmungswechseln, also einem Wechsel von Ego-States, hängt stark von den Ereignissen des täglichen Lebens ab, er hat jedoch eine zuverlässige Erinnerung an einschneidende Ereignisse. Unsere Oberflächen-Ego-States nehmen unsere Erlebnisse normalerweise wahr, und nur einige Tiefen-Ego-States bekommen davon nichts mit. Zwar beherbergen Tiefen-Ego-States detaillierte und spezifische Erinnerungen an Ereignisse in unserer Kindheit; wenn es sich jedoch um wirklich einschneidende Ereignisse handelt, haben auch die Oberflächen-Ego-States zumindest einen Teil der Erinnerung, es sei denn, die Persönlichkeitsstruktur ist durch einen höheren Dissoziationsgrad gekennzeichnet.

Menschen mit einem besonders niedrigen Dissoziationsgrad haben Probleme, Stimmungsänderungen oder Wechsel von Ego-States wahrzunehmen. Ihre Fähigkeit, die ganze Bandbreite emotionaler und intellektueller Ausdrucksmöglichkeiten auszuschöpfen und zu erleben, ist geringer als beim der durchschnittlichen Bevölkerung. Sie haben klare Erinnerungen an ihre gesamte Kindheit. Ihre Ego-States betreiben einen regen Austausch dieser Informationen und sind kaum voneinander zu unterscheiden. Sie haben zwar nicht die Fülle an Ego-States, mit denen ein durchschnittlicher Mensch ausgestattet ist, doch es ist fast unmöglich, dass sich diese Menschen nicht an wichtige Ereignisse erinnern, die nach der frühen Kindheit eingetreten sind.

Unabhängig vom Grad der Dissoziation kann jeder Mensch ungenaue und falsche Erinnerungen haben. Die Ego-State-Theorie hilft uns zu unterscheiden, bei welchen spät einsetzenden Erinnerungen die Wahrscheinlichkeit größer ist, dass sie falsch sind. Menschen am oberen Ende der Dissoziationsskala können viele zutreffende spät einsetzende Erinnerungen haben, wenn sich die Ego-States, die die Ereignisse unmittelbar erlebt haben, einen Weg in die Exekutive bahnen. Eine verbesserte Kommunikation zwischen den Ego-States, die Traumata erlebt haben, und anderen Ego-States kann dazu führen, dass viele genaue späte einsetzende Erinnerungen ins Bewusstsein gelangen. Dennoch können auch bei dieser Gruppe falsche Erinnerungen auftreten, und wie ich bereits sagte, ist es unmöglich, falsche von echten Erinnerungen zu unterscheiden. Bei höhergradig dissoziativen Klienten ist die Wahrscheinlichkeit größer, dass ihre spät einsetzenden Erinnerungen wahr sind.

Je weniger dissoziativ ein Klient ist, desto geringer ist die Wahrscheinlichkeit, dass spät einsetzende Erinnerungen wahr sind. Die lebhaftere Kommunikation zwischen Ego-States, die Klienten mit durchschnittlichem und unterdurchschnittlichem Dissoziationsgrad aufweisen, bedeutet, dass sie sich wahrscheinlich zeit ihres Lebens an wichtige Ereignisse erinnern. Bei einem Klienten mit unterdurchschnittlichem Dissoziationsgrad ist die Wahrscheinlichkeit gering, dass die spät einsetzende Erinnerung an ein wichtiges Ereignis wahr ist. Da traumatische Erlebnisse zu Dissoziation führen und die Dissoziative Identitätsstörung mit dem fortwährenden Erleben traumatischer Ereignisse verbunden ist, kann man von einem niedrigen Dissoziationsgrad auf eine ereignislose Kindheit schließen.

6.2.2 Natur oder Erfahrung?

Welche theoretischen Implikationen ergeben sich aus den Ego-States? Wenn unsere individuelle Psyche die Landkarte der Ego-States darstellt, die wir im Laufe unseres Lebens gebildet haben, was ergibt sich daraus in Bezug auf die Debatte um Anlage und Umwelt? Seit langem streiten Wissenschaftler darüber, wie viel von unserer Psyche der Veranlagung zuzuschreiben ist (wie wir geboren werden) und wie viel der Umwelt (den Ereignissen in unserem Leben). Einige wenige halten an der Vorstellung fest, dass wir entweder von dem einen oder dem anderen vollkommen bestimmt werden, dass schon bei unserer Geburt unverrückbar feststeht, wer wir einmal sein werden, oder dass wir bei unserer Geburt wie ein unbeschriebenes Blatt sind. Die meisten vertreten die Ansicht, dass wir eine Mischung aus beidem sind, mit unterschiedlichen Ausprägungen. Wir werden mit bestimmten Anlagen geboren, die sich in gewissem, bei der Geburt festgelegtem Maße verändern lassen. Diese Veränderungen hängen von unserem Umfeld ab.

Vertreter der Anlagetheorie glauben, dass die Bandbreite möglicher Veränderungen recht gering ist. Sie gehen davon aus, dass unser Umfeld keine wesentlichen Auswirkungen auf das hat, was aus uns wird. Sie verweisen auf Studien zu eineiigen Zwillingen, die belegen, wie ähnlich Zwillinge sind, die in unterschiedlichen Familien aufgewachsen sind und nichts von der Existenz des anderen Zwillings wussten.

Vertreter des Umweltlagers glauben, dass die Bandbreite möglicher Veränderungen ziemlich groß ist. Sie halten das Umfeld für den wesentlichen Faktor, der bestimmt, was aus uns wird. Sie verweisen auf den Einfluss elterlicher Fürsorge.

Die Ego-State-Theorie scheint eher die Umweltseite der Debatte zu unterstützen, zumindest im Hinblick auf einen Großteil der psychischen Erfahrungen in unserem Leben. Die Veranlagung hat zwar bedeutende Auswirkungen auf unsere Intelligenz und möglicherweise auf unser Ausmaß an Energie und Konservatismus, doch unsere situativen Neurosen sind das Ergebnis unserer Erfahrungen, der Dinge, die in unserem Leben passieren. Das trifft nicht ganz zu.

Einige Kinder scheinen „von Natur aus" eine Neigung zu haben, Traumata zu erleben. Am ersten Tag im Kindergarten gibt es Kinder, die sich auf die neuen Erfahrungen freuen, während er für andere ein traumatisches Erlebnis darstellt. Die allermeisten Eltern mit mehr als einem Kind wissen zu erzählen, wie sehr sich die Kinder vom Tag der Geburt in der Art unterschieden, wie sie auf die Ereignisse des Lebens reagierten. Jeder von uns scheint eine Veranlagung zu haben, ein Trauma auf seine Weise zu erleben. Natürlich gibt es Ereignisse, die für jedes Kind ein Trauma darstellen, doch selbst diese Erlebnisse werden individuell unterschiedlich internalisiert.

Der wichtige Punkt bei dieser Debatte ist, dass alle Kinder Traumata erleben. Wenn man ein Trauma erlebt, ist es das Beste, wenn es unmittelbar nach dem Ereignis verarbeitet werden kann. Es ist wie bei dem Namen, den wir wissen und der uns nicht einfällt, den wir aber auch nicht loslassen können: Ungelöste Traumata können wir nicht loslassen. Sie liegen auf der Lauer. Ein Ego-State mit einem ungelösten Trauma kommt an die Oberfläche, wenn sich eine Situation ergibt, die dem ursprünglichen Ereignis ähnelt. Er kommt an die Oberfläche, und zwar mit dem Bedürfnis nach Auflösung. Die Ego-State-Therapie bietet einen theoretischen Rahmen, um dieses Bedürfnis verstehen zu können, und Techniken, die dem Therapeuten helfen, das Bedürfnis zu erfüllen und die Auflösung zu erreichen.

6.3 Schlussbemerkung

Die Ego-State-Therapie wurde in diesem Buch mitsamt Techniken und Beispielen für unterschiedliche Anwendungsbereiche vorgestellt. Die Persönlichkeit besteht aus mehreren Komponenten, von denen im bewussten Zustand jede ihre eigene Ich-Identität besitzt. Diese Ego-State-Identitäten kann man in Oberflächen-Ego-States (die Ego-States, die für gewöhnlich in bewusstem Zustand sind) und Tiefen-Ego-States (Ego-States, die selten im bewussten Zustand sind) unterteilen. Durch Hypnose kann man einen verbalen Zugang sowohl zu Oberflächen-Ego-States als auch zu Tiefen-Ego-States erlangen. Im Rahmen einer Therapie ist der Zugang zu Ego-States aus mehreren Gründen nützlich. Tiefen-Ego-States können ungelöste Traumata enthalten, die sich durch psychische oder physische Störungen im Leben des Klienten bemerkbar machen. Interne Streitigkeiten unter den Ego-States können Leid verursachen, wenn sich Ego-States nicht einig werden, was das Beste für den Menschen ist. Ego-States können Aufgaben haben, die sie nicht angemessen ausfüllen. So kann ein unsicherer Ego-State in einer Situation bewusst werden, in der der Mensch vor einer großen Gruppe sprechen soll. Die Ego-State-Therapie ist gut geeignet für die Auflösung all dieser Fehlfunktionen von Ego-States. Gleichzeitig fördert sie die bessere Nutzung von Ego-States, indem sie den Klienten mit dem nötigen Wissen ausstattet, um selbst Zugang zu verschiedenen Ego-States zu haben. Klienten lernen ihre persönliche Ego-State-Landkarte kennen und sind in der Lage, Zugang zu emotionalen, logischen oder anderweitig talentierten Ego-States zu erlangen (z. B. selbstbewusste, leistungsbereite, gesellige Ego-States), sodass sie unterschiedliche Bedürfnisse erfüllen können.

Die Ego-State-Therapie hat sich seit der Mitte der 1970er Jahre immer weiter entwickelt, und es deutet sich an, dass sie in einigen Bereichen besondere Fortschritte machen wird. Die Notwendigkeit, eine Ausbildung in Hypnose zu durchlaufen, lässt sicher manchen Therapeuten davor zurückschrecken, die Vorteile dieser Therapieform voll auszuschöpfen. Man kann jedoch damit rechnen, dass sich in Zukunft mehr Therapeuten zu dieser Ausbildung entschließen werden, wenn noch bekannter wird, wie schnell und nachhaltig die Ego-State-Therapie Hilfe für Klienten bringt. In diesem Buch wurde die Wirksamkeit der Ego-State-Therapie im Zusammenhang mit Panikattacken, psychosomatischen Symptomen, Schmerzen, Drogenmissbrauch, Dissoziativer Identitätsstörung, Depressionen, Wutanfällen und Partnerschaftsproblemen dargestellt. Sie eignet sich besonders für die Lokalisierung und Auflösung ungelöster Traumata, die einen Klienten oft schon seit seiner Kindheit quälen (häufig ohne, dass der Klient versteht, woher sein Problem stammt).

Es bleibt zu hoffen, dass dieses Buch zu einem besseren Verständnis der Ego-States beiträgt und die therapeutische Praxis bereichert. Und es bleibt zu hoffen, dass es zu weiteren Forschungen und Entwicklungen dieser kurzen, wirksamen Therapieform ermuntert. Die Ego-State-Therapie hat das Potential, das Leben auf eine Weise zurückzugewinnen und zu bereichern, die uns die Familie der Ego-States in uns allen verstehen und schätzen lässt. Unsere Ego-States zu kennen bedeutet, uns selbst zu kennen. Die Auflösung von Schmerz und Trauma heilt. Respekt und Kollegialität der Ego-States untereinander fördert inneren Frieden. Was könnten wir als Therapeuten Besseres anstreben als Klienten zu helfen, die Ursache für ihren Schmerz aufzulösen und sich selbst zu verstehen und zu schätzen?

Glossar

Abreaktion: Im Rahmen einer Therapie eine negative emotionale oder körperliche Reaktion, die mit einem in der Vergangenheit entstandenen Trauma zusammenhängt. Abreaktionen können während der Arbeit an einem Trauma auftreten. In der Ego-State-Therapie wird nicht das Erleben einer Abreaktion als therapeutisch betrachtet, sondern die Auflösung des Traumas, die oft mit einer Abreaktion einhergeht. Wenn das Trauma aufgelöst ist, treten keine Abreaktionen mehr auf, die im Zusammenhang mit dem Trauma stehen. Eine Panikattacke kann man als eine Abreaktion außerhalb einer Therapie bezeichnen.

Affektbrücke: Durch Assoziation wird eine Verbindung zwischen einer in der Vergangenheit liegenden Situation und den damit verbundenen Gefühlen zu einer aktuellen Situation hergestellt, die mit den gleichen Gefühlen verbunden ist.

Alter-Persönlichkeit: Eine Alter-Persönlichkeit ist ein Persönlichkeitsanteil eines Menschen mit Dissoziativer Persönlichkeitsstörung (Multiple Persönlichkeit). Während Oberflächen-Ego-States eines „nicht-pathologischen“ Menschen untereinander gut kommunizieren, sodass der Mensch eine relativ ununterbrochene Erinnerung an die Ereignisse eines Tages hat, kommunizieren Alter-Persönlichkeiten kaum untereinander. Dadurch haben sie keine Erinnerung an die Zeit, in denen andere Alter-Persönlichkeiten exekutiv waren.

Böswilliger Ego-State: Ein böswilliger Ego-State ist einer, der scheinbar absichtlich gegen andere Ego-States oder die Außenwelt handelt. Grundsätzlich entstehen alle Ego-States zum Wohle oder zum Schutz des Menschen, böswillige Ego-States übernehmen jedoch im Laufe der Zeit eine negative Funktion. Mithilfe von Ego-State-Verhandlungen können sie lernen, eine positive Funktion zu übernehmen.

Dissoziative Identitätsstörung (Multiple Persönlichkeit): Eine psychische Störung, die vermutlich durch chronischen Missbrauch in der Kindheit verursacht wird. Normale Persönlichkeitssegmente (Ego-States) verlieren ihre Fähigkeit, untereinander zu kommunizieren und werden zu Alter-Persönlichkeiten. Alter-Persönlichkeiten haben oft keine Erinnerung an die Zeit, in denen andere Alter-Persönlichkeiten exekutiv waren.

Ego-State: Ein Ego-State gehört zu einer Gruppe ähnlicher Anteile, von denen jeder seine eigene Rolle, Stimmung und mentale Funktion hat und im bewussten Zustand eine Ich-Identität annimmt. Ego-States sind Teil der gesunden Psyche und sollten nicht mit Alter-Persönlichkeiten verwechselt werden (Multiple Persönlichkeit bzw. Dissoziativer Identitätsstörung).

Ego-State-Landkarte: Mithilfe von Hypnose lernt der Therapeut die Ego-States des Klienten kennen. Dabei geht es auch um die internen Beziehungen der Ego-States und ihre Rollen. Nach dem Erstellen einer Ego-State-Landkarte hat der

Klient ein besseres Verständnis seiner Ego-States und ist meist in der Lage, in einer bestimmten Situation einen gewünschten Ego-State in die Exekutive zu holen.

Exekutive: Ein Ego-State oder eine Persönlichkeit ist in der Exekutive, wenn er oder sie bewusst ist und nach außen kommunizieren oder funktionieren kann. Ein Ego-State, der sich mit einem anderen Menschen unterhält, einen Hund streichelt oder das Auto wäscht, ist in der Exekutive. Einige nicht-exekutive Ego-States können einer Unterhaltung zuhören, andere können es nicht. Es ist immer nur ein Ego-State in der Exekutive, es kann aber auch ein rascher Wechsel unter den Ego-States stattfinden.

Ideomotorisches Fingersignal: Während der Hypnose eine Fingerbewegung der hypnotisierten Person, als Antwort auf eine Aufforderung, z. B.: „Wenn Sie mich hören können, bewegen Sie den rechten Zeigefinger." Gelegentlich kann ein Hypnotisand mithilfe von ideomotorischen Fingersignalen kommunizieren, wenn er nicht sprechen kann.

Innere Stärke: Offenbar die einzige Ego-State-Manifestation, die allen Menschen gemeinsam ist. Dieser Ego-State behauptet, zusammen mit dem Menschen auf die Welt gekommen zu sein und genau zu wissen, was gut für ihn ist. Er spricht normalerweise mit fester, klarer Stimme. Er kann sich auch andere Namen wie „Inneres Selbst" oder „Spirituelles Selbst" geben.

Interne Kommunikation: Ego-States eines Menschen, die miteinander kommunizieren. Es kann sein, dass sich der Mensch dieser Kommunikation bewusst ist: ein innerer Widerstreit, das Abwägen zwischen zwei Möglichkeiten, ein Streit. Wenn Tiefen-Ego-States kommunizieren, bekommt er diesen Vorgang wahrscheinlich nicht mit. Dass diese unbewusste Kommunikation stattgefunden hat, lässt sich nur mithilfe von Hypnose offenlegen.

Introjekt: Ein Introjekt ist eine innere Manifestation eines Menschen, der im Leben des Klienten eine bedeutende Rolle spielt. Ein fünfjähriger Ego-State (eines erwachsenen Klienten) kann ein Introjekt von „Vater" oder „Mutter" haben, das sich so darstellt wie zu der Zeit, als der Klient fünf Jahre alt war. Ein Introjekt kann einen Menschen auch so darstellen, wie er gerade ist. So kann es ein Introjekt eines Partners, eines Freundes oder Elternteils geben. Introjekte können lebende oder tote Menschen, positiv oder negativ empfundene Menschen verkörpern, in jedem Fall aber gehen sie auf Menschen zurück, die für das Leben des Klienten bedeutsam waren oder es noch sind.

Multiple Persönlichkeit: siehe Dissoziative Identitätsstörung.

Neurotische Reaktion: Als situative Neurose bezeichnet man häufige unangemessene Reaktionsweisen eines Klienten auf bestimmte Situationen; neurotische Reaktionen sind die einzelnen unangemessenen Reaktionen, aus denen sich das Verhaltensmuster zusammensetzt. Ein Beispiel für eine neurotische Reaktion als Teil einer situativen Neurose wäre emotionaler Stress, der immer dann entsteht, wenn der Klient von einer Autoritätsfigur kritisiert wird. Neurotische Reaktionen sind negative Gefühle eines Tiefen-Ego-States, die von einem ungelösten Problem stammen. Wenn eine Situation die Erinnerung an dieses ungelöste Problem anstößt, wird der entsprechende Ego-State vorübergehend exekutiv und bringt die Gefühle des ursprünglichen Erlebnisses mit. Der Klient bemerkt dabei nur seine unerwünschte Reaktion.

Oberflächen-Ego-States: Dabei handelt es sich um die Ego-States, die im Alltag am häufigsten in der Exekutive sind. Unter ihnen besteht eine gute Kommunikationsstruktur. Das bedeutet, dass ein Oberflächen-Ego-State, der kognitiv und beratend agiert, sich daran erinnert, wenn ein emotionalerer Oberflächen-Ego-State exekutiv war. Ebenso wird ein emotionaler Ego-State sich der Ereignisse bewusst sein, die sich während der Exekutive des kognitiven Ego-States ergeben haben. Die täglichen Abläufe erlebt man mit den Oberflächen-Ego-States. Was den klinischen Aspekt angeht, so sind Oberflächen-Ego-States ohne Hypnose zugänglich.

Panikattacke: Eine Panikattacke stellt einen vorübergehenden Kontrollverlust dar, der mit großer Angst und manchmal auch mit der Unfähigkeit zu normalen Funktionen einhergeht. Panikattacken entstehen entweder, wenn ein Ego-State in die Exekutive kommt, der nach einem Ereignis in der Vergangenheit ein ungelöstes schweres Trauma hat oder immer wieder die Reste von passivem Verhalten und mangelndem Durchsetzungsvermögen aufgenommen hat. Panikattacken können auch aus einer interaktiven Kombination dieser beiden Situationen entstehen. Jede der beiden Situationen kann dazu führen, dass sich ein Ego-State überfordert fühlt. Wenn dieser Ego-State in die Exekutive kommt, ist ein schwerer Kontrollverlust die Folge.

Psychosomatische Symptome: Ein physisches oder medizinisches Symptom, das seine Ursache in einem psychischen Phänomen hat.

Schützende Ego-States: Ego-States, die gebildet wurden, um den Menschen vor Leid und Schmerzen zu bewahren. Oft beschützen sie die schwachen Ego-States, indem sie sie von der Exekutive fernhalten oder indem sie mit Abwehrverhalten wie Wut oder Rückzug reagieren. Schützende Ego-States können auch versuchen, Oberflächen-Ego-States vor dem Schmerz zu schützen, den Tiefen-Ego-States in sich tragen, indem sie sich bemühen, sie nicht an die Oberfläche kommen zu lassen.

Tiefen-Ego-States: Tiefen-Ego-States werden selten exekutiv. Bei ihnen gibt es große Unterschiede, was ihre Nähe zur Oberfläche angeht. Manche dieser Anteile werden sehr selten exekutiv. Andere haben kaum Kontakt zu Oberflächen-Ego-States. Außerhalb einer Therapie übernehmen diese Anteile nur gelegentlich die Führung. Der Anblick einer Tapete wie der in einem längst vergessenen Kinderzimmer kann dazu führen, dass man einen Tiefen-Ego-State erlebt, der Gefühle und Erinnerungen aus der Kindheit mitbringt. Manche dieser Erinnerungen sind den Oberflächen-Ego-States möglicherweise bislang unbekannt. Von der klinischen Warte aus gesehen ist es schwierig, ohne Hypnose einen Zugang zu Tiefen-Ego-States zu bekommen. Die meisten Tiefen-Ego-States beinhalten positive und erfreuliche Erinnerungen, allerdings verharren auch ungelöste Traumata normalerweise in Tiefen-Ego-States.

Wechseln: Wenn ein Ego-State in der Exekutive ist und ein anderer Ego-State die Exekutive übernimmt, hat ein Wechsel stattgefunden.

Zwangsstörungen: Psychische Störungen, die durch obsessive Gedanken und zwanghaftes Handeln auffallen. Meist ist der Klient nicht in der Lage, diese Gedanken und Handlungen zu steuern, die seinen Alltag stören. Einem Klienten mit Zwangsstörungen kann z. B. die Frage, ob die Tür abgeschlossen ist, so große Sorgen machen, dass er die Türen in einem relativ kurzen Zeitraum immer wieder kontrollieren muss.

Literatur

Beahrs, J.O. (1982): Unity and Multiplicity: Multilevel Consciousness of Self in Hypnosis, Psychiatric Disorder and Mental Health. Brunner/Mazel, New York.
Berne, E. (1961): Transactional Analysis in Psychotherapy. Grove Press, New York; dt.: Die Transaktions-Analyse in der Psychotherapie: Eine systematische Individual- und Sozialpsychiatrie. Junfermann, Paderborn, 2006.

Cady, R.K., Farmer, K. (1993): Headache Free. Moray Press, Springfield, MO.
Caul, D. (1984): Group and Videotape Techniques for Multiple Personality Disorder. Psychiatric Annals, 14, 43–50.

Emmerson, G.J. (May 2000): Advanced Methods in Hypnotic Practice. Australian Society of Clinical Hypnosis Workshop, Northbrook House, East Malvern, Victoria, Australia.
Emmerson, G.J. (1999): What Lies Within: Ego States and other Internal Personifications. The Australian Journal of Clinical Hypnotherapy & Hypnosis, 20, 13–22.
Emmerson, G.J., Farmer, K. (1996): Ego State Therapy and Menstrual Migraine. The Australian Journal of Clinical Hypnotherapy & Hypnosis, 17, 7–14.
Emmerson, G.J. (1987): A Psychological Analysis of the Effects Indirect Induction Hypnosis, Imagery, and Suggestion Have on Goal Achievement. UMI Dissertations, Ann Arbor, Michigan.

Federn, P. (1952): Ego Psychology and the Psychoses. Basic Books, New York; dt.: Ichpsychologie und die Psychosen. Suhrkamp, Frankfurt am Main, 1978.
Frederick, C., McNeal, S. (1999): From Strength to Strength: „Inner strength“ with Immature Ego States. American Journal of Clinical Hypnosis, 33, 250–256.
Freud, S. (1901/1960): Psychopathology of Everyday Life. Hogarth Press, London; dt.: Zur Psychopathologie des Alltagslebens. Über Vergessen, Versprechen, Vergreifen, Aberglaube und Irrtum. Fischer Taschenbuch Verlag, Frankfurt am Main, 2009.
Fricton, J.R., Roth, P. (1985): The Effects of Direct and Indirect Hypnotic Suggestions for Analgesia in High and Low Susceptible Subjects. American Journal of Clinical Hypnosis, 27, 226–231.

Gainer, M.J. (1993): Somatization of Dissociated Traumatic Memories in a Case of Reflex Sympathetic Dystrophy. American Journal of Clinical Hypnosis, 36, 124–131.

Harding, H.C. (1978): Workshop on Hypnotic Treatment of Migraine and Obesity. Queensland Branch of the Australian Society for Clinical and Experimantal Hypnosis, Brisbane.

Hilgard, E. (1975): Hypnosis Section of Vol. 26 of the Annual Review of Psychology, 19-44.
Hilgard, E.R., Hilgard, J.R. (1975): Hypnosis in the Relief of Pain. William Kaufmann, Los Altos, CA.

Jung. C.G. (1970): Analytical Psychology: Its Theory and Practice. The Tavistock Lectures. Random House, New York; dt.: Über Grundlagen der Analytischen Psychologie. Die Tavistock Lectures 1935. Fischer, Frankfurt/M., 1989.

Moreno, J.L. (1946): Psychodrama: First Volume. Beacon House, Ambler, PA.

Newey, A.B. (1986): Ego State Therapy with Depression. In: Zilbergeld, B., Edelstien, M.G., Araoz, D.L. (Hrsg.), Hypnosis: Questions and Answers. Norton, New York, 197-203.
Nores, J., Yakovleff, A., Nenna, A.D. (1989): Some Problems Involving Perception under Anesthesia: The Contribution of Hypnosis to the Understanding of the Ego. Australian Journal of Clinical & Experimental Hypnosis, 17 (2), 163-166.

Perls, F.S. (1969): Gestalt Therapy Verbatim. Real People Press, Lafayette, CA; dt.: Gestalt-Therapie in Aktion. 9. Aufl. Klett-Cotta, Stuttgart, 2002.

Watkins, H.H. (1980): The Silent Abreaction. International Journal of Clinical and Experimental Hypnosis, XXVIII, 101–113.
Watkins, H.H. (1978): Ego State Therapy. In: Watkins, J.G. (Hrsg.), The Therapeutic Self. Human Sciences, New York, 360–398.
Watkins, J.G. (2000): Personal Communication. June, Missoula, Montana.
Watkins, J.G. (1993): Dealing with the Problem of False Memory in Clinic and Court. The Journal of Psychiatry and Law, Fall 1993, 297–317.
Watkins, J.G. (1978b): Ego States and the Problem of Responsibility: A Psychological Analysis of the Patricia W. Journal of Psychiatry and Law, 519–535
Watkins, J.G. (1978a): The Therapeutic Self. Human Sciences, New York.
Watkins, J.G. (1977): The Psychodynamic Manipulation of Ego States in Hypnotherapy. In: Antonelli, F. (Hrsg.), Therapy in Psychosomatic Medicine. Bd. II. Symposia, Rom, 389–403.
Watkins, J.G. (1976): Ego States and the Problem of Responsibility: A Psychological Analysis of the Patty Hearst Case. Journal of Psychiatry and Law, 471–489.
Watkins, J.G. (1971): The Affect Bridge: A Hypoanalytic Technique. International Journal of Clinical and Experimental Hypnosis, 19, 21–27.
Watkins, J.G. (1949): Hypnotherapy of War Neuroses. Ronald, New York.
Watkins, J.G., Watkins, H.H. (1976): Hypnoanalytic Ego-State Therapy. Audio Tape no. 97, American Academy of Psychotherapists Tape Library, Orlando, FL.
Watkins, J.G., Watkins, H.H. (1978): The Therapeutic Self. Human Sciences Press, New York.
Watkins, J.G., Watkins, H.H. (1979a): Theory and Practice of Ego State Therapy:

A Short-Term Therapeutic Approach. In: Grayson, H. (Hrsg.), Short Term Approaches to Psychotherapy. Human Sciences Press, New York, 176–220.

Watkins, J.G., Watkins, H.H. (1979b): Ego States and Hidden Observers. II. Ego State. Journal of Altered States of Consciousness, 5, 3–18.

Watkins, J.G., Watkins, H.H. (1979c): Ego States and Hidden Observers. II. Ego State Therapy, The Lady in White and the Woman in Black, Bandaufnahme und Transkript. Jeffrey Norton, New York.

Watkins, J.G., Watkins, H.H. (1981): Ego State Therapy. In: Corsini, R.J. (Hrsg.), Handbook of Innovative Psychotherapies. Wiley-Interscience, New York, 252–270.

Watkins, J.G., Watkins, H.H. (1982): Ego State Therapy. In: Abt, L.E., Stuart, I.R. (Hrsg.), The Newer Therapies: A Sourcebook. Van Nostrand Reinhold, New York, 137–155.

Watkins, J.G., Watkins, H.H. (1986): Hypnosis, Multiple Personality and Ego States as Altered States of Consciousness. In: Wolman, B.W., Ullman, M. (Hrsg.), Handbook of States of Consciousness. Van Nostrand Reinhold, New York, 137–155.

Watkins, J.G., Watkins, H.H. (1988): The Management of Malevolent Ego States in Multiple Personality Disorder. Dissociation, 1, 67–72.

Watkins, J.G., Watkins, H.H. (1990): Dissociation and Displacement: Where Goes the „Ouch“? American Journal of Clinical Hypnosis, 33, 1–10.

Watkins, J.G., Watkins, H.H. (1997): Ego States: Theory and Therapy. Norton, New York; dt.: Ego-States: Theorie und Therapie. Carl Auer, Heidelberg, 2012.

Weiss, E. (1960): The Structure and Dynamics of the Human Mind. Grunne & Stratton, New York.

Sachregister

Abreaktion 26, 69 f.
Affekt 46, 47, 48, 54, 67, 73, 77, 151, 152, 153
–, Intensivierung 46 f., 73, 78, 138, 150
Affektbrücke 47, 90, 132, 145, 150, 168, 169, 176
Alter-Persönlichkeit 142, 176
–, Ängste 142
–, Blackouts 143, 171
–, Kommunikation 142 f.
Arbeit mit Hypnose 17, 19, 27, 29, 32, 41–67, 149
Arbeit ohne Hypnose 17, 33, 41, 64, 100, 110, 149, 170
–, Der leere Stuhl 33–36
–, Gesprächsmethode 36–41

Bewältigungsstrategien 12, 15, 16, 20, 85, 86, 143, 167, 171

Depressionen 25, 115 f.
Dichotome Methode 60–62

Ego-States
– als Bewältigungsmechanismen 12 f., 15, 16, 20, 85, 86, 171
–, Alter 14, 18 f.
–, Anzahl 14 f.
–, ausführende (exekutive) 12, 13, 17, 19, 32, 64, 74, 117, 142, 157
–, Bedürfnisse 24, 33, 37, 41, 45, 49 f., 75, 114, 152 f., 158
–, böswillige 94–99
–, Definition 9, 176
–, Entstehung 9, 14–23
–, gegenseitige Hilfe 41, 45 f., 53 f., 67, 82, 83, 84, 92, 103
–, Gespräche mit 42–60
–, gesprächsunwillige 63–67
–, Kommunikation 10, 11, 19–21, 56, 63, 65–67, 90–100, 110, 115, 141, 143, 154–159, 169, 171, 177
–, Landkarte 100–103, 105, 159
–, Namen 43 f., 48, 59, 62, 85, 99, 101 f., 139
–, Rollen 12, 17, 21–24, 43 f., 54, 59, 64–66, 82, 84, 85 f., 91 f., 94, 97–99, 101, 143, 152
– und multiple Persönlichkeiten 12, 20 f., 141–143
– und Physiologie 24 f.
– und Psychologie 25–30
–, Ursprung 15 f.
–, Vereinbarungen mit 50, 59, 83, 112, 117, 133, 140, 158
–, Verhandlungen mit 91 f., 116
–, Wechsel zwischen 52 f.
–, Wesen der 9 f., 12–14
–, Zugang zu 17, 18, 31–67
Ego-State-Therapie 11, 12, 68, 69, 70, 74, 87, 94, 95, 103–105, 108, 113, 115, 143, 145, 167 f.
–, Anfänge 25–27
–, Grundregeln 51–60
–, Persönlichkeitstheorie 10 f., 12
– und andere Therapieansätze 27–30
–, Ziele 10, 18, 32, 74, 90
Erinnerungen 15, 17, 19, 28, 56, 118, 142, 143, 170–172
EST-Sitzungen
–, Bestandteile 146–166
–, Ego-State-Landkarte 101–103
–, Verlauf 36, 43, 50, 51, 53, 148

Fingersignale 66, 67, 177

Gewichtsreduktion 134–140

Hypnose
–, allgemeine Hinweise 42–60
–, dichotome Zugangsmethode 60–62
– und Ego-State-Therapie 17, 26, 27, 29, 32, 42, 174 f.
– und gesprächsunwillige Ego-States 63–67

Hypnotische Induktion 41, 64, 149f., 156f., 162

Imaginationen 72f., 140, 141
Innere Stärke 23–24, 177
Innerer Rückzug 13, 15, 85f.
Introjekt 21–23, 35, 40, 48, 49, 77, 79, 151f., 177

Leerer-Stuhl-Methode 33–36

Migräne 44, 53, 91, 115
Multiple Persönlichkeiten 12, 20f., 26, 141–143, 176

Neurotische Reaktionen 17, 70f., 110, 153, 177
Notizen 59, 101, 148, 164

Oberflächen-Ego-States 17, 19, 31f., 56, 64, 100, 102, 105, 156, 162, 171, 174, 178

Paarberatung 107–114
Panikattacken 117–127
Persönliche Entwicklung 103–105
Posttraumatische Belastungsstörung (PTBS) 144

Raucherentwöhnung 134–140

Situative Neurose 15, 27, 48, 70, 145, 147, 148, 151, 173, 177
Suchtbehandung 128–140
Suggestion 134, 170

Tiefen-Ego-States 17, 24f., 31f., 37, 41, 53, 55, 64, 94, 96, 101, 105, 117, 125, 144, 171, 178
Traumata 24, 27, 28, 29, 37, 100, 101, 106, 107–108, 110
– auffinden 72–73
– und Ego-States 11, 17, 37, 45, 82–89, 172, 173, 178
–, ungelöste 17, 71–73, 86, 91, 100, 117–124, 144, 169, 173f.
–, Verarbeitung 28, 47, 56, 69–90

Unerwünschte Symptome 68, 70, 74, 77, 99, 144, 148, 150, 153

Widersacher 74, 75f., 82, 89, 151
–, missverstandener 77–81
Wut 12, 59, 62, 68, 86, 110f., 116f.